알기 쉬운 백신 이야기

알기 쉬운 백신 이야기

전승민 지음 김연수 감수

경희대학교 출판문화원

추천의 글

이제 세상은 코로나19 이전과 이후로 나뉜다. 따라서 미래의 삶을 위해 이 인류사적 사건에 대해 이해할 필요가 있다. 이 책은 과학 기자의 눈으로 바라본 미증유의 코로나19 사태를 정리했다. 백신의 역사, 인체의 면역체계 등 생명 현상의 이해, 혁신적 백신 개발의 성과와 미래 전망에 이르기까지 어려운 과학 내용도 쉽게 풀어썼다. 이 책을 통해 바이오 기술을 국가 전략 분야로 육성해야 하는 이유를 우리 독자들이 알 수 있게 될 것이다.

김흥열 국가생명공학정책연구센터장

알고 보면 의학은 아주 오래된, '최신' 과학이다. 면역에 관한 과학은 특히 그렇다. 100년 전 스페인 독감이 전 세계를 휩쓸었을 때를 생각해보자. 당시 전 세계 5억 인구 중 1/3이 감염되었고, 사망자는 2천만~5천만 명을 헤아린다. 격리, 개인 위생 외에는 손쓸 방법이 없었던 인류는 말 그대로 속수무책이었다.

거의 100년 후, 코로나19 팬데믹이 전 세계를 휩쓸었다. 이번에는 전 세계 과학자들이 신속하게 코로나의 정체를 파악하고 평상시에는 10년 가까이 걸린다는 백신을 불과 1년 만에 만들어 근 1년에 걸쳐 코로나 광풍을 잠재워가고 있다. 이게 어떻게 가능했을까? 이 책은 이런 궁금증은 물론 우리가 백신에 대해 겪는 혼란까지, 일반 대중이 이해하기 쉽게 풀어준다. 질병과 면역, 전염병과 백신의 역사, 유전자 과학기술의 발달에 따른 다양한 백신의 종류와 질병 치료의 미래까지 알게 해주는 유용한 책이다. 일독을 권한다.

이형열 페이스북 〈과학책 읽는 보통사람들〉 대표

첫 장을 넘기면서 Prophylaxis, Shot, Booster Shot으로 구분한 목차의 작명 센스에 놀랐다. 이 얼마나 백신스러운가? 다음 장을 넘기면서 백신의 시작에서부터 지금의 코로나19 백신을 거쳐 백신의 미래에 이르기까지 백신의 일대기를 경험할 수 있었다. 거기에 우리 몸의 면역까지 덤으로~ 이 책을 읽으면 백신에 대한 비과학적인 불안과 불신이라는 병원체를 매우 효과적으로 예방할 수 있는 지식의 부스터샷을 맞게 될 것이다.

김대준 방산고등학교 생명과학 교사, 『속 보이는 생물』 저자

일반인들에게는 어려울 수도 있는 복잡한 면역의 개념과 백신의 작용 메커니즘을 많은 그림과 더불어 쉬운 단어로 설명하고자 하는 저자의 노력이 돋보이는 책이다. 그 어느 때보다 백신의 중요성이 커진 코로나 시대를 사는 현대인들에게 교양서적으로 부족함이 없는 과학도서이다.

안재현 약사 유튜브 크리에이터

코로나로 인해 온 국민이 백신에 대해 많이 알게 되었지만, 여전히 잘못된 믿음과 상식이 막연한 불안과 과도한 맹신을 하게 만드는 시기에 좋은 책이 나왔다. 백신은 진화를 거듭하며 바이러스를 이기게 할 뿐 아니라 암 정복에도 중요한 전략이 되고 있다.

김경철 웰케어클리닉 대표원장, 『유전체, 다가온 미래 의학』 저자

코로나19 팬데믹 시대에 두 가지 공포가 상존했다. 하나는 바이러스, 다른 하나는 백신이었다. 홍수가 나면 정작 마실 한 잔의 물이 부족하듯, 진실과 거짓이 섞인 많은 정보 사이에서 구세주가 되어줘야 할 백신도 공포가 되었다. 아이러니다. 때마침 나온 『알기 쉬운 백신 이야기』는 그래서 반갑다. 가장 효과적인 바이러스 대항 무기는 백신과 높은 접종률뿐이다. 나를 위해, 타인을 위해 접종받고 집단면역에 이르려면 무지無知가 야기하는 공포를 걷어내야 한다. 백신을 제대로 알아야 한다는 것인데, 이 책이 그 일을 해낼 것이다.

조광연 〈히트뉴스〉 대표기자

감수의 글

세상에 '코로나19'라는 이름이 등장한 건 2020년 2월 12일이다. 하루 전인 19일 세계보건기구가 이 신종 전염병에 대해 'Covid-19'라는 이름을 붙였지만, 국내에서는 코로나19라는 이름을 붙였다.

그로부터 2년, 전 세계를 위협했던 코로나19도 몇 번의 변이를 반복하며 이제는 한풀 꺾인 모양새다. 이 질병이 우리에게 가져다준 것은 무엇이었을까. 세계적으로 수백만 명의 사망자가 발생했고, 수많은 사람이 감염으로 고통을 받았다. 국민 대다수가 사회적 거리두기로 인한 불편을 감수하기도 했다. 국경 폐쇄로 인한 경제침체 등은 두말할 나위도 없다.

질병이 나타나지 않았을 때는 예방접종의 중요성을 잊기 쉽다. 그러나 이처럼 질병의 위협이 있을 때, 이 위험으로부터 우리를 지켜줄 백신을 간절히 찾게 된다. 그러나 갑작스럽게 늘어난 백신에 관한 관심에 비해, 대중이 접할 수 있는 정보는 대단히 제한적이다. TV나 신문, 잡지 등 다양한 매체에서 매일같이 다양한 기사가 쏟아지지만, 이 역시 알 수 없는 이야기투성이다. 그만큼 잘못된 정보도 많다. '모르는 것'에 대한 막연한 공포도 여전히 만연하고 있다.

그러나 코로나19도 공교롭게도 한 가지 긍정적인 평가가 가능한데, 백신 기술이 진일보하는 계기가 되었다는 점이다. 인류 역사상 이만큼 전 세계의 관심이 한곳에 집중된 질병은 없었다. 역사상 전 세계 생명과학자와 제약회사들이 이만큼 많이 달려든 질병이 또 있었을까 싶다.

그 결과 코로나바이러스 백신 개발은 사상 유례없이 빠르게 개발이 진행됐다. 우선 새로운 백신이 등장했다. mRNA 백신 기술은 그동안 암 백신 개발을 위해 오랫동안 연구되고 있었지만 안전성을 더욱 확보하기 위한 노력을 기울이는 중이었다. 그런데 이번 팬데믹 비상사태에 화이자, 모더나 제약회사가 mRNA 백신 기술을 코로나 백신 개발에 활용하면서 빠르게 사용이 승인되어, 세계적으로 가장 널리 많이 쓰이고 있다. 과거에 개발했다가 빛을 보지 못했던 기술이 다시금 날개를 펴기도 했다. 20년 전 유행했던 '사스'도 백신이 이미 개발이 완료되었지만, 질병이 빠르게 종식됐기 때문에 제품화되지 못했다. 그러나 그 당시 개발됐던 기술에 코로나19 바이러스의 항원 유전자를 대치해 개발된 것이 영국 아스트라제네카, 러시아 스푸트니크 등에서 개발된 아데노바이러스벡터 기반 백신이다. 새로운 기술이 실용화된 것은 긍정적이지만, 익숙하지 않은 부작용 발생 소식들에 그만큼 대중은 혼란에 빠질 수밖에 없다.

많은 전문가의 예상대로 코로나19에 대한 위험은 차츰 줄어들고 있다. 세계적으로 꾸준히 백신을 보급한 결과일 것이다. 백신의 보급으로 많은 사람이 면역을 갖게 되었고, 전파력은 강하지만 치명률은 낮은 변종이 등장해 우세종의 위치를 차지했다. 과학의 발전이 있었기에 팬데믹에 대한 효율적인 방역 대응과 함께 백신과 치료제 개발이 빠르게 진행될 수 있었고, 치명률이 낮은 변이 바이러스가 우세종이 되어 다시 정상생활로 돌아갈 수 있는 가능성을 눈앞에 두고 있다.

그러나 과학기술인들의 눈으로 보기에 아직 안심하기에는 이른 상황이다. 다양한 변종이 공존하고, 사회적 거리두기가 해제되는 지금이야말로 백신이 방역의 중심에서 활약할 때다. '위드코로나' 시대가 오면서 감염자와의 접촉이 더 많아질 수밖에 없고, 우리 몸은 우리 스스로 지킬 필요가 있기 때문이다. 그 과정에서 가장 강력한 무기는 '백신'일 수밖에 없다. 처음 감수를 제안받고 '참으로 시기에 적절한 기획'이라는 생각이 들었던 것은 그 때문이다.

이 책은 코로나와 함께 살아가기 위해, 그리고 언젠가 다시 등장할 새로운 팬데믹에 대비하기 위해서도 우리가 꼭 알아야 할 백신과 과학기술 이야기를 알기 쉽게 소개하고 있다.

무엇보다 저자는 과학 전문기자로 20년 가까이 근무하며, 과학기술 전반에 대해 넓은 상식을 갖추고 있음은 물론, 어려운 과학기술을 알기 쉬운 글로 풀어내는 전문가이다. 감수를 보는 내내 방대한 자료를 정리하고 작업하는 데 얼마나 큰 노고와 열정이 들어갔는지 느껴졌다. 백신에 대한 복잡하고 알기 어려운 정보가 넘쳐나지만, 이만큼 알기 쉽게 백신과 면역학에 대해 일반 대중의 눈높이에 맞춰 소개하는 정보는 찾기 어렵다.

앞으로 우리는, 우리가 맞아야 할 백신을, 우리 스스로 선택해야 한다. 그 최선의 방안은 면역과 백신에 대해 잘 이해하는 것이다. 이 책은 그 과정에서 대중이 접할 수 있는 유일한 대안이 될 것이다.

감수자 김 연 수

프롤로그

미증유의 시대, 우리에게 백신이 없었더라면

집필을 시작하면서 마음이 편치 않았다. 굳이 이 내용을 일반 독자들에게 소개해야 할까. 생명과학과 의료의 영역으로 남아야 할 정보를 어렵사리 정리해봐야 도리어 독자의 혼돈만 가중하는 것은 아닐까 싶어 다소 회의가 들었기 때문이다. 굳이 이런 정보를 독자에게 전달해야만 하는 현 상황이 안타깝게 느껴지기도 했다.

하지만 현재 우리는 지금껏 겪어보지 못했던 세상, 이른바 '미증유의 시대'를 살고 있다. 지긋지긋한 신종코로나바이러스 감염증(코로나19) 팬데믹(범유행)도 그 끝이 보이기 시작했지만, 그럼에도 우리들은 앞으로 수년간 이 지긋지긋한 질병과 싸우며 살아가야 할 것 같다. 그 오랜 기간 우리들을 지켜줄 실질적 무기는 오직 과학 이외에 어떤 것도 없다. 그 선두에 서 있는 것이 '백신'이라는 것을 우리는 이미 잘 알고 있다.

최근 백신이 사회 문제로 불거지는 모습을 쉽게 볼 수 있다. 우리는 코로나19로 인해 2020년 한 해 동안 속수무책으로 고통을 당해야 했고, 2021년 초에 백신이 개발·보급되기 시작하자 '드디어 이 지긋지긋한 팬데믹 세상에서 벗어나 마스크를 벗고 자유롭게 지낼 수 있을 것'이라는 희망을 품었다. 하지만 백신의 효과는 기대했던 것과는 달랐고, 백신의 공급도 생각만큼 원활하지 못했다. 막상 2022년이 되었지만, 아직도 우리는 코로나19 세상에 살고 있다. 몇 번의 변이를 거쳐 이제는 '델타'와 '오미크론' 등 여러 가지 변종 바이러스까지 등장하며 우리의 건강을 위협하고 있다.

그렇다 보니 여러 가지 이야기가 돌기 시작했다. 백신 접종 여부를 놓고 '백신을 맞아도 아무런 효과가 없다'고 말하는 사람, '백신을 맞기가 불안하다'고 말하는 사람, '백신을 반강제적으로 접종하는 정부를 믿을 수 없으니 맞지 않겠다'고 말하는 사람, 무조건적으로 백신의 효과를 신뢰해 '백신을 맞았으니 방역수칙을 지키지 않아도 된다'고 생각하는 사람 등 다양한 목소리가 들린다. 또 어떤 종류의 백신을 맞아야 할지 알 수 없으니 추천해달라는 사람도 적지 않았다. 백신을 맞고 부작용을 호소하는 안타까운 일도 많았다.

하지만 이렇게 세계적으로 질병이 창궐하는 상황에 백신마저 없었다면 어떻게 되었을까를 바꾸어 생각해보면 그 결과가 상상만 해도 너무나 참담하다. 감염자와 사망자 숫자는 지금과 비교해 기하급수적으로 늘었을 테고, 지금보다 사회적 왕래가 줄어들 수밖에 없으니 세계 경제도 한층 더 침체했을 것이다. 그런데도 막상 백신에 대해 막연한 불신을 갖고 조건 없이 반대하는 사람들도 적지 않은 것이 현실이다.

이런 일은 모두 백신에 대한 정보가 부족해 생겨나는 것이다. 코로나19 이후 인류 역사상 이렇게 많은 사람이 '백신'에 관심을 가진 적은 처음이지만, 막상 제대로 된 정보를 찾기는 어렵기 때문이다. 물론 인터넷을 검색해보면 여러 가지 정보를 찾을 수는 있지만, 그중에 어떤 말이 옳고, 어떤 말이 그른지 누구도 확인해주지 않는다. 이럴 때 도움이 되는 것이 책인데, 백신에 대한 염려, 사회적 문제점 등을 고발하는 책들은 몇 권 눈에 들어왔지만, 백신의 기본 원리를 일반 대중이 알기 쉽게 해설한 책은 찾아보기 어려웠다. 이럴 바에는 나라도 한 권을 정리해두는 것이 모두를 위해 좋은 일이 아닐까, 하는 생각을 하게 되었다.

이 책의 각 장 제목은 '예방'이라는 뜻을 가진 영어 단어 'Prophylaxis'에 번호를 붙여 구분했다. 백신이 질병의 예방과 치료에 가장 큰 역할을 하는 존재라는 의미를 담았다. 그리고 각 챕터는 '주사 한 대'라는 뜻의 'Shot'으로 구분했다. 각 장의 끝에 들어가는 짤막한 과학 상식은 'Booster Shot(부스터샷)'이라고 이름 붙여 보았다. 이러한 흐름을 통해 이 책을 읽는 독자가 백신에 대해 전반적으로 이해할 수 있도록 구성했다. 백신의 탄생, 면역 시스템, 백신의 구분과 제조 방법, 미래의 백신 이야기 등, 백신에 대한 다양한 정보를 최대한 담기 위해 노력했다.

이 책은 '백신에 대한 정보를 대중에게 알기 쉽게 전달해보자'는 단순한 생각에서 출발했지만, 막상 집필을 시작하고 보니 할 일이 대단히 많았다. 일단 백신이란 무엇인지 확실히 정의를 내려야 했고, 백신이 어떻게 만들어지는지 그 제조 방법을 확인해야 했다. 또한, 질병의 종류를 일일이 구분해 그에 따라 어떤 종류의 백신이 어떻게 만들어지고 어떻게 쓰이고 있는지, 백신의 원리로는 어떤 것들이 있는지를 하나하나 새롭게 공부해야 했다. 20년에 가까운 시간 동안 과학 관련 글을 전문으로 써오면서 어느 정도는 생명과학에 대한 상식을 갖추었다고 자만하고 있었지만, 사실 거의 모든 내용을 새롭게 공부했다는 사실을 고백한다. 그러다 보니 준비 기간과 집필 기간을 합쳐 1년 이상의 시간이 훌쩍 지나갔다. 책의 편집과정에서 김연수 충남대학교 신약전문대학원 교수님께서 감수 작업을 맡아 주셔서 적지 않은 오류를 수정하고 다시금 편집해 한 권의 책으로 만들 수 있었다. 선뜻 출판을 결정해준 경희대학교 출판문화원 관계자분들께도 감사의 마음을 전한다.

이 책은 생명과학을 전공하지 않은 한 사람이 백신을 하나하나 공부하며 적어나간 학습일기다. 하지만 그렇기에 오히려 독자의 시각에서, 처음부터 알기 쉽게 하나하나 백신에 관해 이야기를 풀어나가는 데는 한층 더 유리하지 않았나 생각해본다. 부디 이 한 권의 책이, 독자 여러분이 이 험난한 시대를 헤쳐나가는 데 작은 도움이나마 되기를 기대해본다.

코로나 확진 및 격리로 고통받던 2022년 2월,
경기도의 작은 작업실에서

전 승 민

목차

Prophylaxis 2 면역을 알면 백신이 보인다

Prophylaxis 3 백신, 어떻게 만들어질까

Prophylaxis 4 치료 백신으로 질병 없는 세상이 다가온다

Prophylaxis

1

백신의 탄생

Prophylaxis 1

백신의 탄생

우리는 어릴 때부터 수없이 많은 백신을 맞고 자라왔다. 병원에서는 결핵부터 시작해 간염, 디프테리아, 파상풍, 백일해, 폴리오polio, 급성 이완성 마비를 일으키는 전염성 질환, 폐렴, 홍역, 수두 예방접종 등 백신을 의무적으로 관리하고 접종해준다. 은연중에 '맞으라고 하니 당연히 맞아야 하는 것' 정도로 알고 넘어가는 경향이 크다. 막상 백신 덕분에 병에 걸리지 않더라도 그 혜택을 알지 못하고 넘어가는 일이 많다.

하지만 역사를 되짚어 보면 백신 자체가 얼마나 큰 힘을 발휘해 왔는지 알 수 있다. 백신이 있었기에 우리 인류는 수많은 질병과 싸워 승리할 수 있었고, 다른 어떤 동물과도 비교할 수 없는 건강한 삶을 영위할 수 있었다. 가끔 '자연적인 삶을 살아서 면역력을 길러야 한다'며 백신을 거부하는 사람들을 볼 수 있는데, 이는 어불성설이다. 야생동물이 인간의 통제 속에서 의료의 혜택을 받으며 살아가면 그 수명은 두 배가량 길어진다.

백신은 의료 혜택의 기본이다. 미리 접종을 받아두면 병에 걸리지 않거나, 걸리더라도 병의 증상이 가벼워진다. 병에 걸린 다음 치료하는 것보다 훨씬 간편하고 고통도 적다. 기본적인 원리는 우리 몸속 기억력을 활용해 병을 미리 예방하는 것이다. 외부로부터 세균, 바이러스, 곰팡이 같은 병원체가 침투하면 우리 몸속 면역체계는 병원체 표면과 내부에 있는 분자인 단백질 입자, 이른바 '항원'에 반응해 즉시 대응할 수 있는 병사들을 만들게 된다. 이런 병사를 '항체'라고 부른다. '항원항체 반응'이라는 다소 어려운 말로 부르기는 하지만, 결국 병의 종류에 따라 우리 몸이 가장 잘 대응할 수 있는 병사를 훈련해 보내는 과정으로 이해할 수 있다. 한 번 이 과정을 거친 우리 몸은 병사를 훈련하는 매뉴얼을 보관하고 있다. 다음번에 같은 종류의 병원체가 몸속에 들어오면, 즉시 매뉴얼에 따라 훨씬 빠르게 병사들을 훈련시켜 내보낸다. 이 매뉴얼을 면역이라고 정의하면 다소 이해하기 쉬울 것이다. 백신은 이런 원리를 이용한 것이다. 어떤 형식으로든 우리 몸이 '외부에서 병원균이 들어왔다'고 여기게 만들어 매뉴얼을 만드는 것, 그래서 다음에 실제 전투가 벌어졌을 때 훨씬 더 빠르게 대처하도록 만드는 것이다.

이번 장에서는 질병의 종류와 백신을 질병에 어떻게 적용할 수 있는지, 백신의 발전은 어떻게 이루어졌는지 살펴볼 것이다. 질병이란 무엇인지, 백신은 어떻게 태어나고 발전해왔는지, 인류에게 얼마나 강력한 힘을 발휘했는지 함께 알아보자.

Shot 1 질병이란 무엇일까

질병의 종류와 백신의 의미

2019년 말 이후, 전 세계로 퍼져나간 코로나19로 인해 우리는 수 년째 고통받고 있다. 친한 사람을 만나기 어려워졌고, 회식 등 단체 모임이 줄었으며, 해외 입국 제한 때문에 해외에 있는 가족은 전화기 속 목소리로만 안부를 확인할 수 있었다. 업무상 만난 사람은 마스크를 쓴 모습으로 기억된다. 백신(예방약)이 개발돼 보급됐지만, 현실은 기대했던 것과 달랐다. 지긋지긋한 혼란의 종식까진 아직도 시간이 필요하며, 지금은 백신 그 자체로 새로운 혼란이 늘고 있다. 이해하기 어려운 바이러스 감염과 더불어, 이제는 어떤 백신이 더 좋은 것인지, 나에게 맞는 백신은 어떤 것인지까지 가늠해야 한다. 백신은 무엇이고, 질병을 일으키는 세균과 바이러스는 무엇일까? 우리는 백신을 꼭 맞아야만 할까?

면역, 병원체에 대응하는 우리 몸의 신비

백신에 대해 이해하려면 먼저 사람의 몸속에서 질병을 일으키는 물질, 이른바 '병원체'에 대해 알 필요가 있다. 병에 걸렸을 때 '감염됐다'라고 표현하기도 하는데, 여기서 감염이란 병원체, 즉 병을 일으키는 것들이 몸에 들어왔다는 뜻이기 때문이다. 독성물질 등의 축적, 사고 등으로 인한 외상, 유전 질환, 알레르기 질환 등을 제외하면, 우리 몸이 아프고 힘든 경우는 대부분 병원체와 관계가 있다.

미생물학 전공 서적에서는 '기생생물이나 그들의 산물에 의해 숙주의 몸 일부 또는 전체가 정상적인 기능을 할 수 없게 변화되는 것이 감염성 질환이며, 이러한 상황을 일으키는 것'이 '병원체'라고 정의하고 있다. 쉽게 말해 감염이란 뭔가 '다른 생명체, 혹은 생명현상에 관여하는 물질이 우리 몸에 들어오는 것'을 의미한다.

사람의 몸은 본래 외부에서 들어온 병원체(항원)에 대응하는 기능이 있다. 이를 '면역'이라고 한다. 흔히 면역을 특별한 식품이나 약물 또는 주사를 투약해 충전(?)해야 하는 '힘' 같은 것으로 생각하기도 하는데, 본래 우리 몸이 외부인자에 대해 방어하는 현상을 말한다.

우리 몸속에는 면역에 관여하는 여러 종류의 세포가 있는데, 병원체의 종류에 따라 제각각 대응하며 이를 물리친다. 세상에는 수없이 많은 미생물이 존재하지만, 우리가 건강하게 살 수 있는 건 대부분 이 면역반응 덕분이다. 항원이 들어오면 우리 몸속에서는 이것과 싸우기 위한 당단백질(단백질과 탄수화물이 결합해 만들어진 물질)로 이루어진 항체가 생겨나는데, 혈액과 림프에 저장되어 있다가 신체에서 면역반응이 일어나는 곳으로 이동해 병원체와 싸운다.

면역 시스템 전반에 대한 설명은 다소 복잡하므로 다음 장에서 자세히 이야기하기로 하고, 우선 병원체의 종류에 대해 알아보자. 병원체에는 어떤 것이 있을까. 분류법이야 여러 가지가 있지만 보통

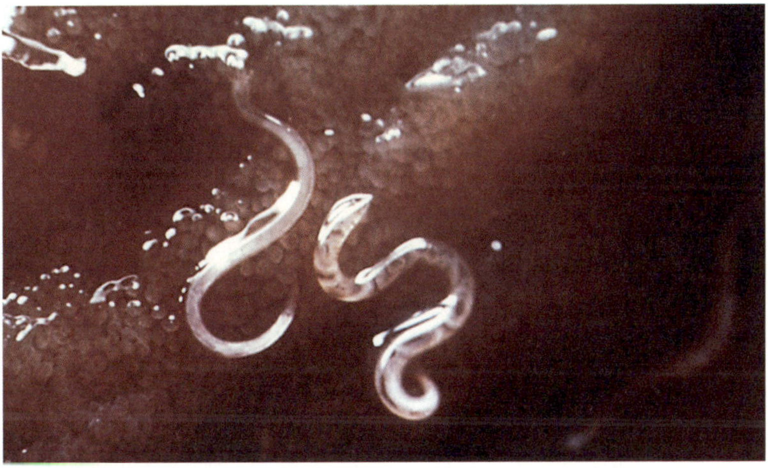

장 점막에 붙어 있는 기생충

은 크게 세균, 바이러스, 기생충(일부 곤충 포함), 병원성 균류(곰팡이류), 이렇게 4가지로 나눠볼 수 있다. 위생상태가 좋아진 현대에 기생충에 의해 발생하는 질병을 찾기는 어렵지만, 어패류 섭취 등을 통해 감염되는 경우가 왕왕 있으므로 1년에 한 번 정도는 구충제를 복용하는 것이 좋다. 해외에서 감염되는 경우도 적지 않게 보고되고 있으므로 여행 시에는 익은 음식을 먹는 등 위생에 각별히 신경 쓸 필요가 있다. 균류는 영어로 펑거스Fungus라고 적는데, 세균을 의미하는 균은 박테리아Bacteria라고 하므로 서로 다른 종류이다. 생물학 용어로 구분하면 '진핵생물역' 아래 '균계'로 구분하는데, 쉬운 말로 곰팡이 종류를 총칭한다고 생각해도 크게 틀리지 않다. 이로 인한 질병도 적지 않지만 비교적 우리 몸속의 대응 시스템(면역)이 잘 움직이는 편이다. 체내 면역 시스템이 접근하기 어려운 피부병(칸디다증=무좀 등) 등으로 나타나는 경우가 종종 있는데, 이 역시 치료가 불가능하지 않다. 즉 현대에 들어 우리 몸이 '뭔가에 감염돼' 크게 고통받는 경우는 대부분 세균, 또는 바이러스 때문이라고 보아도 무방하다.

세균의 경우 효과 좋은 항생제가 많이 개발돼 있어 현대에는 대부분 치료가 가능해졌다. 물론 아직도 치명적인 세균 감염 질환이 많이 있어 주의가 필요하고, 아주 드물게 볼 수 있는 '슈퍼박테리아' 등으로 치료에 애를 먹기도 한다. 하지만 사실 세균 감염을 통해 발생하는 질병은 약 자체가 없는 경우는 거의 없다. 의학이 그만큼 발전한 덕분이다. 더구나 장티푸스나 콜레라, 백일해 같은 질병은 어릴 때부터 미리 백신을 맞게 되므로 일생 예방되는 경우가 많다.

바이러스 질환은 왜 치료와 예방이 어려울까

인류는 꾸준한 노력을 통해 바이러스 정복을 엿보고 있다. 일부 바이러스성 질환은 백신 한 번만으로 일생 예방이 가능하며, 치료법

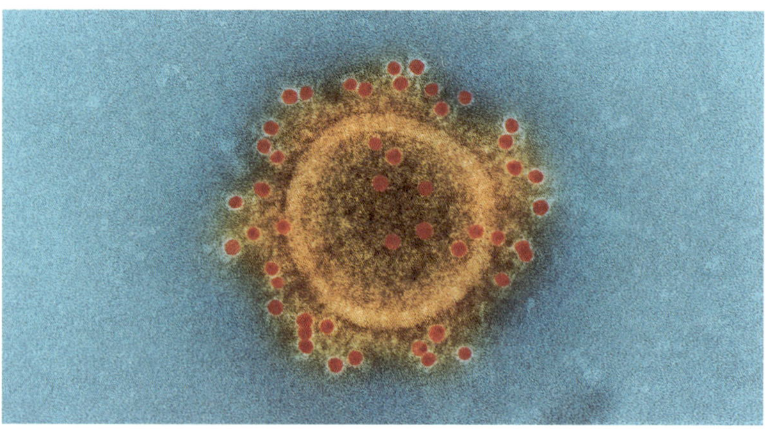

메르스바이러스를 전자현미경으로 본 모습 © CDC

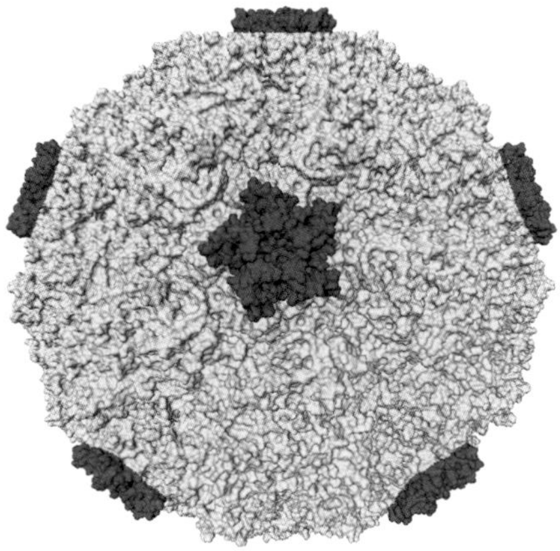

단백질 스파이크를 보여주는 리노바이러스

도 비교적 확실하다. 그러나 여전히 세균성 질환과 비교하면 예방과 치료가 어려운 경우가 적지 않아 추가적인 연구가 필요한 분야다. 코로나19 역시 바이러스 질환이며, 메르스나 사스 등 세계적으로 유행하는 대규모 전염병은 바이러스 형태인 것들이 많다. 바이러스는 왜 이리 치료가 어려운 것일까.

우선은 바이러스의 크기가 너무나도 작은 것이 치료가 어려운 이유 중 하나다. 세균의 경우 사람의 세포 바깥에 존재하고, 크기가 커서 세포 속으로 들어오기 어렵다. 세포 밖의 혈액이나 체액 등에 머무는 일이 많고, 어쩌다 세포 속으로 들어와도 세포막 안까지만 들어올 뿐 세포핵 등으로 침입하지 못한다.

이와 달리 바이러스는 세포 속으로 들어간다. 대표적 감기 바이러스 중 하나인 '리노바이러스'는 크기가 30nm(나노미터)에 불과하다. 1nm가 10억분의 1m이니, 30nm라면 겨우 3억분의 1m 정도다. 웬

만한 체세포와 비교하면 수백분의 1 정도로 작은 크기다. 더구나 입체라서 수백~수천만분의 1 크기라고 보아도 무방하다. 이런 바이러스가 몸속에 들어오면 세포 속에 자리 잡게 되는데, 세포 안에서 세포를 공장 삼아 자기 자신을 계속 복제해 생산한다. 결국은 세포마저 죽이고, 복제한 바이러스가 다시 주위의 다른 세포를 추가로 감염시키면서 계속 숫자를 불려 나간다.

그렇다면 항생제를 먹듯 항바이러스제를 먹으면 바이러스에 감염된 병이 치료되는 것은 아닐까? 어느 정도 가능하지만, 이것도 그리 쉽지 않다. 세균은 생명현상이 있는 생명체다. 그러나 '원핵생물' 형태이며, 인체세포는 원핵생물과는 다른 '진핵생물'의 특성을 가지고 있다. 이 원리를 채용해 세균만 선택적으로 죽이는 약물을 만드는 것이 가능했다. 하지만 바이러스는 사람의 세포를 공장으로 사용하는 유전전달물질로, 크기가 너무 작고 사람의 세포 속에 숨어 있어서 죽이기가 쉽지 않다. 세포 속에 숨어 세포를 조작해 일을 시키는 존재다 보니 약을 써도 잘 듣지 않고, 치료도 어려운 경우가 많다.

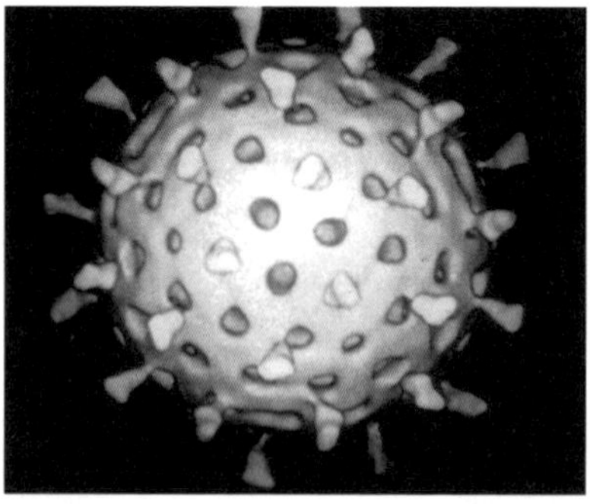

바이러스는 사람의 세포를 공장으로 사용하는 유전전달물질로, 크기가 너무 작고 사람의 세포 속에 숨어 있어서 죽이기가 쉽지 않다.

물론 제약회사들은 다양한 방법을 사용해 약을 개발하고 있다. 바이러스가 DNA를 복제하는 과정에 필요한 효소를 차단해 합성을 막는 방식 등 다양한 원리를 활용해 약을 개발 중에 있다. 그러나 이런 방식은 바이러스가 더 이상 번식하지 못하게만 할 뿐이므로 결국 몸속의 면역 시스템이 나서야 한다. 그것도 세포 속에 숨어 있는 바이러스만 골라서 죽일 수 없으므로 '독성 T세포'라는 우리 몸속 면역세포가 나서서 바이러스에 감염된 세포 자체를 죽이는 식으로 대응한다. 바이러스가 신경 등 중요 조직에 침범했을 때, 치료 후에도 후유증이 잘 생기는 것은 이 때문이다. 이미 망가진 신경조직 자체를 되살리기는 어려운 까닭이다.

면역은 태어날 때부터 가지고 있는 기본적인 기능이다. 누구나 몸 바깥에서 병원체(항원)가 들어오면 이를 인지하여 대응한다. 백혈구 같은 대식세포가 병원체를 공격하고, 이미 감염된 세포를 죽여 없애기도 한다. 열이 나게 하고, 점액 등의 분비를 늘려 병원체가 씻겨 나가기 쉬운 환경을 만드는 반응도 면역의 일종이다.

이런 인체의 기본 기능으로도 감염에 대응하기에 충분하지 않은 경우가 있다. 이때 감염된 사람의 몸속에 들어온 병원체의 종류를 '기억세포'라는 특정 세포가 기억하고 있다가 인체 속 다양한 면역세포를 빠르게 생산해, 즉 항원(병원체)에 대응하는 항체를 만들어 효과적으로 대응한다. 기억세포는 짧게는 수년, 길게는 평생 살아남는다. 백신은 이런 인체 기능을 이용한 것으로, 인위적으로 기억세포를 만들어주기 위해 맞는 예방약인 셈이다. 이 기능을 이용하면 여러 종류의 바이러스 질환도 예방이 가능해진다.

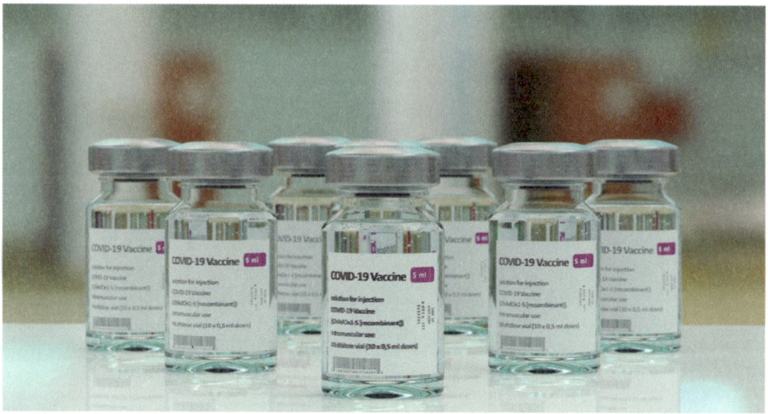

코로나19 이후 다양한 종류의 백신이 개발됐다.

문제는 변이가 잘 일어나는 일부 바이러스 질환이다. 일부 바이러스, 특히 감기나 그와 유사한 호흡기 바이러스 종류는 변이 주기가 대단히 자주 일어난다. 생명체의 유전물질인 DNA가 아닌 RNA를 유전물질로 가지고 있는 바이러스들은 상대적으로 돌연변이 발생 확률이 높은 편이다. 독감을 일으키는 인플루엔자 바이러스, 코로나19를 일으키는 '사스코로나바이러스'도 이와 같은 형태다.

백신은 그간 다양한 종류와 방식이 개발됐다. 살아있는 병원체를 그대로 이용하는 약독화 생백신, 죽은 병원체를 이용해 면역반응만을 기대하는 사백신, 질병의 독소 물질을 분리하여 독성은 제거하고 항원성만 유지하도록 해 사용하는 톡소이드toxoid 백신 등도 등장했다. 최근에는 병원체의 유전자 정보를 이용해, 항원성이 있는 단백질만을 정제하거나 생산하여 주입하는 '재조합 백신'이 많이 쓰이고 있다. 백신의 상세한 종류에 대해서는 3장(Prophylaxis 3)에서 자세히 설명하겠다.

백신은 최선의 선택

그렇다면 코로나19 백신은 어떻게 만들어졌을까. 워낙 크기가 작고, 또 변이도 심한 코로나19 바이러스에 대응하기 위해 각국 제약회사가 찾아낸 방법은 바이러스에 붙어 있는 '돌기'를 노리는 것이었다. 코로나바이러스에는 외피가 있다. 그 외피에 페플로머 또는 스파이크 단백질이라고 불리는 바이러스의 단백질이 존재하고, 이 단백질 돌기가 감염시킬 세포를 인식하여 바이러스를 세포 내부로 침투시키는 데 중요한 역할을 한다. 코로나바이러스라는 이름도 이 돌기 부분이 태양의 불꽃(코로나)처럼 보인다고 해서 붙은 명칭이다. 요즘 '코로나의 스파이크 단백질'이라는 말이 자주 들리는 것은 이 때문이다.

이 원리를 이용한 코로나19 백신 중 상당수는 이 스파이크 단백질의 형태에 반응해 항체를 만들 수 있는 기억세포를 생성한다. 이 스파이크 단백질을 인체세포 내에서 생성하도록 유전자 전달물질을

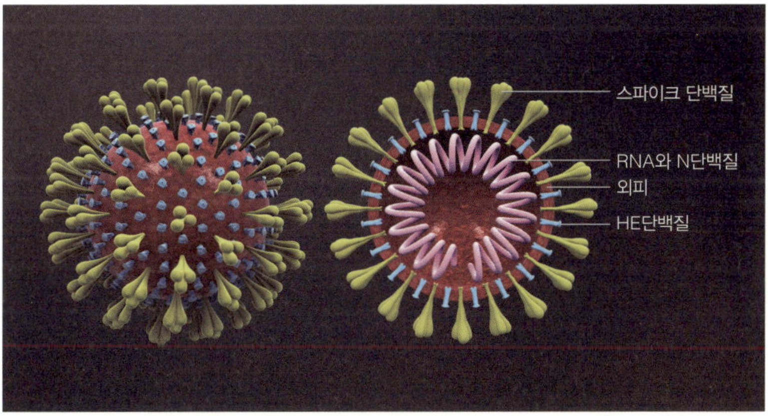

코로나바이러스의 3D 이미지. 스파이크 단백질(페플로머), HE단백질, 바이러스 외피, 나선 RNA를 포함한 주요 원소가 표시되어 있다.

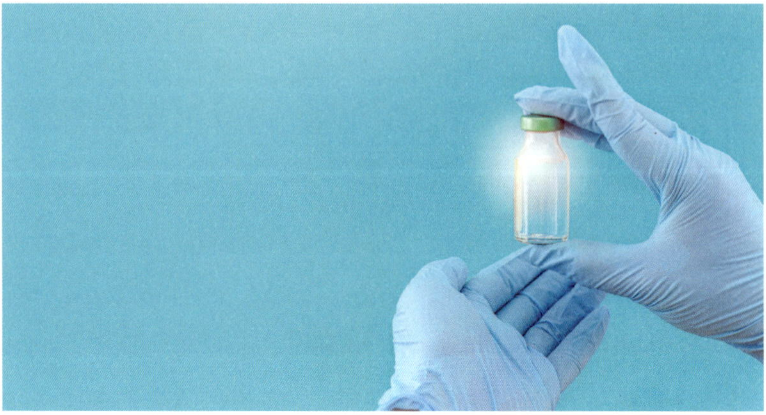

백신 보급은 감염병 예방의 가장 강력한 수단으로 꼽힌다. 전체 인구의 70%가 면역을 갖고 있으면 질병이 사회 전체로 확산되는 것을 막을 수 있다.

백신으로 사용하는 것이다. 바이러스가 세포를 조작해 자신의 세를 불리는 것처럼, 백신도 세포를 조작해 항원을 생산하고, 이 항원에 대한 항체를 생성하도록 만든 셈이다.

이 과정에서 빠르게 백신을 개발하기 위해 최신의 mRNA(메신저 RNA) 방식, 바이러스벡터 방식을 동원한 회사도 여럿 있다. 두 방식의 차이에 대해서는 다음 장에서 자세히 기술하기로 한다. 현재까지 보기에는 mRNA 방식의 승리로 굳어진 것처럼 보인다. mRNA 방식은 변이에 대응하기도 유리하다. 이론적으로는 백신을 만들 때 새 병원체의 DNA 구조를 복제하고, 거기서 전사돼 나오는 mRNA만 추출해 지질입자에 옮겨 넣는 방식이라 기존 공정 그대로 빠르게 변이 바이러스에 대응할 수 있다. 다만 이 경우에도 새롭게 임상 등을 거쳐야 하므로, 기존 의료법 등이 걸림돌이 될 공산이 크다.

적어도 공신력 있는 기관, 즉 미국식품의약국FDA이나 세계보건기구WHO, 한국식품의약안전처 등이 사용을 인정한 백신이라면 맞는 것이 맞지 않는 것에 비해 이익이 훨씬 크다. 일부에선 '나는 아직 젊어서 코로나 같은 질병에 걸려도 치명적이지 않고, 저절로 걸렸다 낫는다면 도리어 면역이 생기는 것이니 두렵지 않다'는 이야기를 하는 사람들도 있다. 최근 증세가 비교적 가벼운 '오미크론' 등의 변이 바이러스가 크게 퍼져나가면서 이런 말이 크게 설득력을 얻고 있다. 하지만 언제 얼마나 큰 질병에 걸릴지 알 수 없고, 이렇게 생겨난 후천적 면역이 어느 정도 효과가 있는지 장담하기 어렵다. 필자 역시 '오미크론 정도는 걸렸다 나아도 큰 문제가 없지 않을까' 하는 생각을 한 적이 있는데, 막상 걸렸다가 나아 보니 숨이 차고 가슴 통증과 잔기침, 두통 등의 후유증이 쉽게 없어지지 않아 생각보다 긴 시간을 고통받아야 했다. 만약 기저질환이 있거나, 나이가 더 많거나, 체력이나 선천적 면역력이 필자보다 떨어지는 사람이라면 젊은 사람이라도 위험할 수 있다는 생각을 하게 되었다. 증세 경감을 위해서라도 백신을 맞으라고 권장하는 건 다른 이유가 있어서가 아니다. 맞는 편이 국민의 건강에 더 유리한 점이 많기 때문이다. 공연히 모험하기보다는 의료진의 권유에 따라 정확하게 면역반응이 설계된 백신을 맞는 것을 권장한다.

Shot 2 인류를 구원한 백신의 역사

백신은 어떻게 태어나고 발전해왔을까

백신은 어떻게 태어나고, 어떻게 발전해왔을까. 코로나19가 등장한 이후 첨단 백신이 속속 등장하고 있지만, 이 모든 백신은 단순히 다른 환자나 동물의 고름 등을 주사로 맞던 원초적 방법에서 시작했다. 최초의 백신 개발 이야기부터 시작해 다양한 과거의 백신 개발 사례를 짚어보는 것은 백신 자체를 이해하는 데 큰 도움이 될 것이다.

현대 백신의 아버지 '에드워드 제너'와 '루이 파스퇴르'

인류 역사상 최초의 백신은 아마도 '인두법'이었을 것이다. 과거 사람들은 경험적으로 천연두에 걸렸던 사람의 고름이나 딱지 등을 피부에 상처를 내고 문지르거나, 가루를 내어 코로 흡입하면 가벼운 증상만 앓고 다시는 천연두를 앓지 않는 경우가 많다는 것을 알았다. 물론 이 방법은 위험을 동반한다. 자칫 잘못하면 천연두에 감염돼 사망에 이르게 된다.

15세기 중국에서 시작된 이 방법은 18세기 이후 인도를 거쳐 소아시아小亞細亞, 터키 인근 에게해 연안 지역로 퍼져나가게 되고, 유럽과 영국, 미

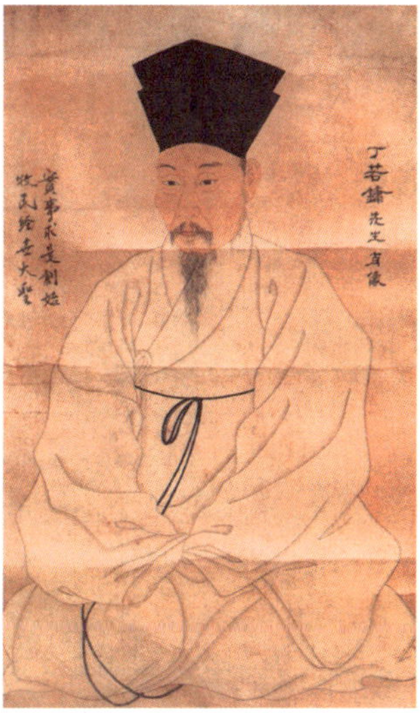

인두법을 국내 최초로 들여온 다산 정약용

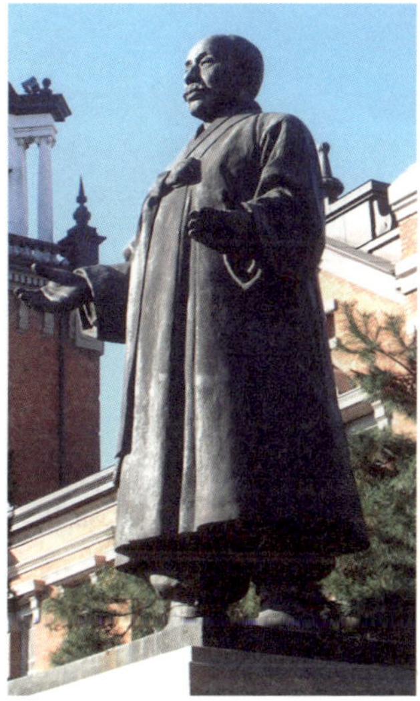

서울대학교 병원에 있는 지석영 동상

국으로도 전해졌다. 이런 위험한 방식이 어떻게 널리 퍼져나갈 수 있었을까 싶지만 '앞으로 병에 걸리지 않는다'는 보장은 꽤 쓸 만한 것이었다. 미국 조지 워싱턴George Washington, 1732~1799 장군은 천연두에 걸린 적이 없는 모든 군인에게 인두법 접종을 명령했다. 인두법은 당시로서는 전 세계에 전해진 첨단 의료였던 셈이다. 국내에는 정약용이 1800년 인두법과 관련한 책을 저술한 기록이 남아 있다. 이후 지석영이 '우두법'을 보급하기 전까지 국내에서도 인두법으로 천연두를 예방했다.

그러나 인두법 자체는 '우두법'이 보급되면서 빠르게 대체되었다. 우두牛痘라는 말을 들으면 대개 소에 돋아난 천연두라고 생각하기 쉬운데, 영어로 Cowpox라고 적는 별개의 DNA 바이러스 질환 이

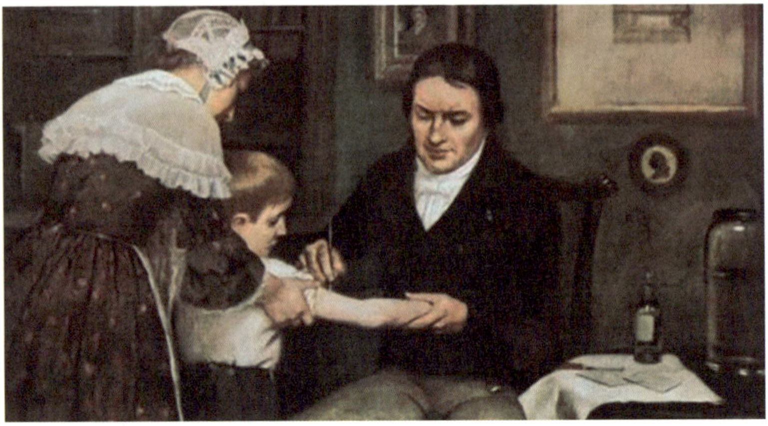

세계 최초로 백신을 개발한 에드워드 제너가 자기 아들에게 접종하는 모습. 역사화가 어니스트 보드가 그렸다. © EEA picture library

름이다. 우두는 소를 비롯해 고양이나 사람 등 다양한 동물에게도 감염되는데, 마치 여드름 같은 물집이 생기는 특징을 보인다. 우두는 천연두와 비슷한 점이 많으며, 심지어 우두에 감염된 사람은 천연두에 대해 동일한 면역을 보인다. 이런 면에서 볼 때 '소가 걸리는 천연두'라는 표현이 완전히 틀리다고 보기는 어려운 것 같다는 생각도 든다. 우두는 사람도 감염되는데, 다만 본래 소가 걸리는 질병이다 보니 사람에게는 그리 심하지 않은 증상만 일으키고 지나간다.

익히 잘 알려져 있듯이 우두법을 처음 개발한 사람은 에드워드 제너Edward Jenner, 1749~1823다. 제너는 소를 키우는 사람들이 천연두에 걸리지 않는 이유가 '우두'에 노출돼 약한 증상만을 미리 겪었기 때문이라는 사실을 알아내고, 우두에 걸린 소에서 얻어낸 병원체를 예방약으로 사용했다. 현대에도 약독화 백신(생백신)을 만들 때 병원체 형태를 변형한다는 것을 고려하면, 우두법은 현대 약독화 백신의 기본 형태를 갖췄다고 여겨진다.

사실 우두에 걸린 사람은 천연두에 걸리지 않는다는 경험적 사실은 어느 정도 알려져 있었다. 그러나 제너는 이런 사실을 의학적으로 관찰하고 그 사용기법을 정립했다는 데 큰 의미가 있다. 그는 여러 사례를 관찰한 보고서를 1778년에 발표했으며, 1796년 5월 14일 세계 첫 종두種痘를 그 지방에 사는 한 소년에게 접종해 면역 효과를 얻는 데 성공한다. 1798년까지 23번의 실험을 시행했고, 그 결과를 왕립 협회에 보고했다. 이렇게 얻어낸 결과를 정리해 논문 "천연두 백신의 원인과 결과에 대한 연구"를 발표했다.

그렇게 시간이 흐른 후 1803년, 마침내 런던에서 백신 접종을 촉진하기 위해 왕립 제너 협회가 설립되기에 이른다. 제너가 실험을 계속하고 성과를 널리 보급한 결과 그의 우두법은 세계 각지로 퍼져나가게 됐다. 프랑스를 거쳐 유럽 각지는 물론 미국 등에서 세계적으로 인정받기에 이르렀으며 1800년까지 6,000명가량이 접종을 받았다는 기록이 남아 있다. 에드워드 제너가 고향 마을에서 숨을 거둔 것은 1823년 1월 26일의 일이다. 그가 일생을 싸워온 천연두가 지구상에서 완전히 사라진 것은 그로부터 200여 년 후의 일이다.

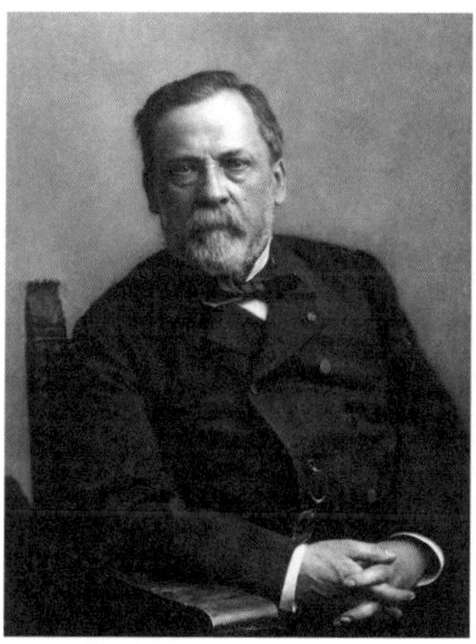

루이 파스퇴르

에드워드 제너 이후 백신 개발에 가장 큰 공을 세운 사람으로 누가 뭐래도 루이 파스퇴르Louis Paster, 1822~1895

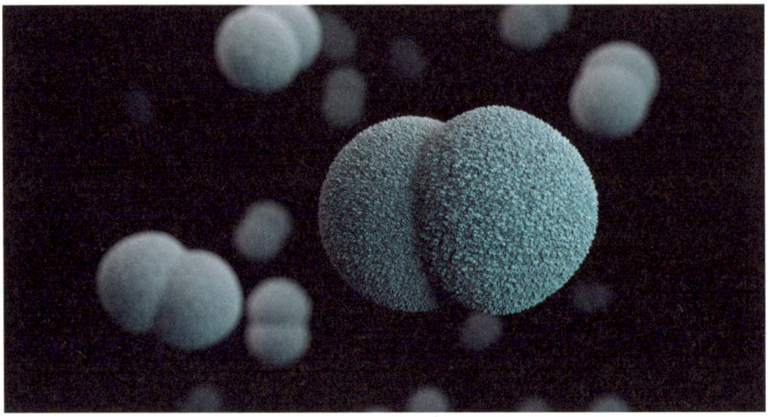

박테리아의 3D 이미지

를 꼽지 않을 수 없을 것이다. 파스퇴르는 저온살균법 등을 처음으로 개발한 과학자로 잘 알려져 있으며, 박테리아를 최초로 분리하는 데도 성공한 당대의 석학이었다. 파스퇴르는 조류 콜레라균을 닭들에게 주입하라고 조수에게 지시했는데, 조수는 지시를 듣지 않은 채 휴가를 떠나버렸고, 돌아오고 나서 한 달이나 지난 콜레라균을 뒤늦게 주입했다. 이 새들은 조류 콜레라에 걸렸지만 죽지는 않았고, 도리어 면역이 생겨 다음번에는 강한 콜레라균을 주입해도 감염되지 않았다. 파스퇴르는 방치된 닭 콜레라균의 독성이 약해진 것이 원인이라 생각해 여러 단계로 독성이 약화된 균을 배양해 똑같은 실험을 반복했다. 결과는 가설과 부합했다. 사실 모든 동물은 한 번 병을 앓고 나면 내성이 생겨 같은 질병을 다시 앓지 않는 경우가 있는데, 이는 약화된 병원체가 그런 내성을 키워준다고 생각할 수 있다. 그러나 내성을 갖기 위해 직접 질병에 걸리는 위험한 행위를 할 수는 없으므로, 독성이 약화된 병원체로 똑같은 내성을 키울 수 있다면 비교적 안전하게 그 질병을 예방할 수 있다. 엄밀해 말해 제너는 다른 질병의 병원체를 백신으로 접종한 반면, 파스퇴르는 같은 질병의 병원체로 백신을 만든 셈이다. 이른바 '약독화 백신'의 원리를 처음으로 발견해 사용법을 찾아낸 것이다.

다음으로 파스퇴르가 개발한 것은 탄저병 백신으로, 원리는 콜레라와 비슷하다. 약독화 백신의 원리를 채용했다. 당시 프랑스에선 탄저병 때문에 곤란을 겪고 있었는데, 각종 양이나 말, 소 등 여러 가축이 죽어 나가는 일이 속출했다. 다행히도 탄저병의 원인균인 '탄저균'은 이미 밝혀져 있었다. 이에 파스퇴르는 약독화 백신의 원리를 이용해 백신을 실제로 개발하는 데 성공했다. 1881년 5월에는 관계자들이 모인 가운데 공개적으로 백신 접종을 시연해 보이는 행사를 열기도 했다. 이는 아마도 가축용으로 개발한 최초의 백신이었을 것이다.

다만 이 백신은 성공적이라고 보기는 어려웠는데, 부작용이 컸기 때문이었다. 탄저병 백신을 구하려는 농가가 많았지만 파스퇴르 실험실에서 만들 수 있는 수량은 제한적이었고, 어쩔 수 없이 대량으로 급조한 백신은 불량이 적지 않았다. 그 결과 많은 수의 가축이 부작용으로 죽게 되어 농가들이 큰 손해를 입기도 했다.

파스퇴르는 광견병 백신을 처음 개발한 사람으로도 잘 알려져 있다. 당시에는 소독법이 그다지 발전하지 않은 상황이어서 광견병 감염은 대부분 발병으로 이어졌다. 당시는 전자현미경이 아직 개발되지 않았던 시기라서, 광견병 바이러스를 광학현미경으로 볼 수 없어 병원체를 찾는 데 어려움을 겪었다. 파스퇴르는 병에 걸린 토끼의 뇌에 병원체가 있을 것으로 보고, 이 뇌를 석탄산石炭酸으로 처리한 후

말려 약독화한 형태로 백신을 만들어냈다. 병원체의 존재조차 알지 못한 채 추측만으로 약을 만들어 사용한 것으로 현대라면 지탄받았을 만한 행동이다. 그러나 그 행동이 한 사람의 생명을 구한 것만은 사실이다.

이 백신을 처음 접종받은 환자는 개에 물린 아홉 살 소년 조셉 마이스터Joseph Meister였다. 광견병은 물리고 나서 발병하는 데 상당한 시간이 걸린다. 바이러스가 뇌까지 전달되는 데 시간이 오래 걸리기 때문이다. 잠복기는 물린 부위에 따라 달라지지만 짧으면 2주, 길면 몇

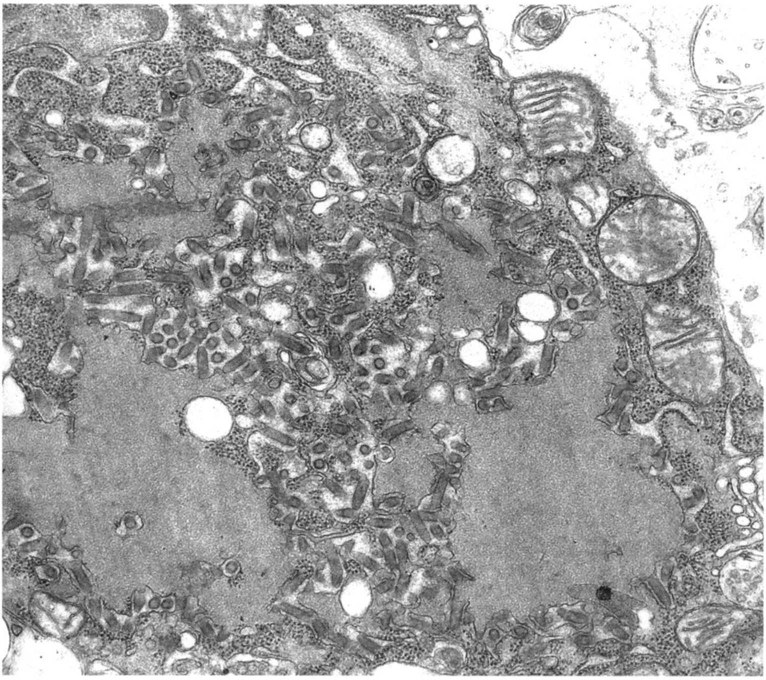

광견병 바이러스의 전자현미경 사진. 작은 짙은 회색의 막대 모양 입자들이 광견병 바이러스다. 네그리소체(신경세포에 생긴 광견병 특유의 원형 바이러스 집합체)가 함께 보인다. ⓒ 미국 질병통제센터(CDC), 1975년

개월 이상이 걸리는 때도 있다. 그사이 백신을 접종하면 면역이 먼저 생겨 바이러스가 사멸하게 된다. 사실 광견병은 아직도 이 방법 이외에 뚜렷한 치료법이 없는 상황이다.

이처럼 파스퇴르는 사람이나 가축에 대한 백신을 끊임없이 개발해 나갔다. 그는 자신이 개발한 광견병 바이러스 백신에, 제너의 공적을 찬양해 '광견병 백신Vaccinae'이라고 이름을 붙였다. 소를 라틴어로 vacca라고 한다. 파스퇴르는 면역 획득에 작용하는 것을 우두의 이름을 따서 vaccinae라고 명명했고, 이후 세계의 연구자들은 파스퇴르를 모방하여 모든 면역제를 백신이라고 부르게 되었다. 현대에 이 단어를 백신vaccine이라고 쓰는 것은 잘 알려진 이야기다. 우리가 흔히 쓰는 백신이라는 단어는 제너와 파스퇴르가 함께 만든 이름인 셈이다.

소아마비 백신의 선구자 '조너스 소크'와 '앨버트 세이빈'

백신의 역사와 관련해 제너와 파스퇴르 다음으로 중요한 인물이 바로 미국의 '조너스 소크Jonas Salk, 1914~1995' 박사다. 1940년대부터 미국 아이들 사이에서는 척수성 소아마비가 유행하기 시작했다. 근육이 약화하면서 팔다리부터 시작해 전신이 마비되고, 심한 경우 죽음에까지 이르는 질병이다. 당시에는 아직 백신이나 치료제가 없는 병이라 1952년 한 해 동

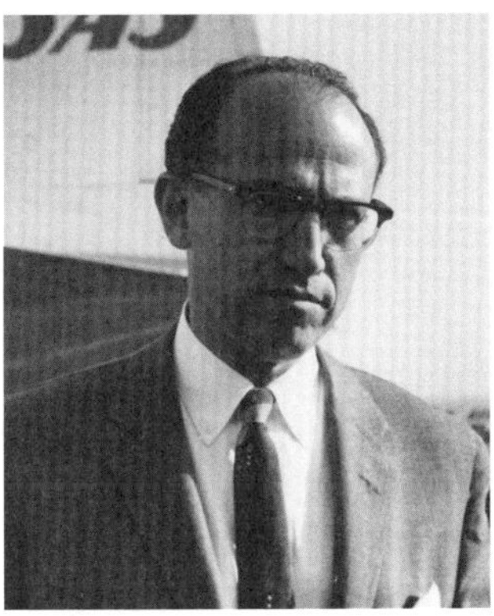

조너스 소크

안 미국에서는 5만 8,000건의 소아마비가 보고됐고, 그중 3,000명의 아이가 사망했다는 기록도 찾아볼 수 있다.

상황이 이 정도이니 각국의 과학, 의학계 연구진들이 앞다퉈 소아마비 연구에 달려들기 시작했다. 조너스 소크 박사 역시 그중 한 사람이었다. 그는 1948년 연구를 시작해 5년간의 연구개발 끝에 마침내 1955년, 백신 개발에 성공하게 된다. 소크 박사는 병원체를 배양한 다음 죽이고, 그 사체死體를 백신으로 이용하는 방법을 찾아냈다. 이른바 불활성화 백신(사백신)이라고 하는 방법이다. 이 방법은 사실 파스퇴르가 광견병 예방 백신을 개발할 때 사용했던 방법이라고 할 수 있는데, 파스퇴르는 바이러스의 존재를 알지 못해 스스로 약독화 백신을 개발했다고 이해하고 있었다. 즉 소크 박사가 개발한 소아마비 백신은 '최초의 불활성화 백신'이라고 보기는 어렵지만, 역사적으로 대단히 대표성 있는 불활성화 백신 중 하나로 꼽힌다.

하지만 소크 박사의 백신 개발도 어려움을 겪었는데, 임상시험 대상자를 찾기가 쉽지 않았다. 그 당시는 제2차 세계대전이 막 끝났을 무렵이라서 인체실험에 대한 대중의 인식이 대단히 좋지 않았다. 나치에 의해 자행된 생체실험 때문이었다. 결국 소크는 자기 자신을 대상으로 임상시험을 했고, 자신의 가족에게도 임상시험을 진행했다. 이 사실에 감명받은 사람들이 결국 하나둘씩 임상시험에 동참하기 시작했다. 결국 22만 명의 자원봉사자에게 1차 임상시험을, 180만 명 이상의 어린이에게 2차 임상시험을 진행해 소아마비 백신을 개발하는 데 성공했다. 백신 개발이 완료되자 소크가 제약회사들의 제안을 거절해 백신의 특허권을 포기하고, 많은 사람이 사용할 수 있도록 백신 제조법을 무료로 공개한 것도 잘 알려진 사실이다. "태양에도 특허권은 없다"고 한 그의 말은 지금도 과학기술사의 한 페이지에 또렷이 기록돼 있다. 그가 소아마비 백신을 개발해 무료로 배포한 덕분에 전 세계의 모든 아이가 백신을 맞을 수 있었고, 미국에서는 1979년 공식적으로 소아마비가 사라질 수 있었다.

소크가 개발한 불활성화 백신은 미국 내에서 먼저 보급되기 시작했는데, 이에 상대적으로 효과가 더 뛰어난 '약독화 백신'을 개발해 보급해야 한다는 주장이 일기 시작했다. 이 주장은 미국 신시내티대학교 앨버트 세이빈Albert Sabin, 1906~1993 교수를 비롯한 여러 연구자가 주축이 되었다.

불활성화 백신은 실제로 약독화 백신과 비교했을 때 효과가 떨어지는 경우가 많다. 따라서 효과를 유지하기 위해서는 여러 차례의 부스터샷Booster Shot을 맞아야 한다. 반면에 약독화 백신은 한 번의 투여로 강한 면역을 얻을 수 있는 경우가 많다. 또한, 소아마비를 일으키는 폴리오 바이러스는 주로 음식을 통해 입으로 전염된다. 따라서 먹을 수 있는 형태의 약독화 백신을 개발하면 백신이 장을 통해 전달돼 점막면역mucosal immunity을 형성하게 되므로 불활성화 백신보다 완벽한 면역을 형성할 수 있다고 믿었다.

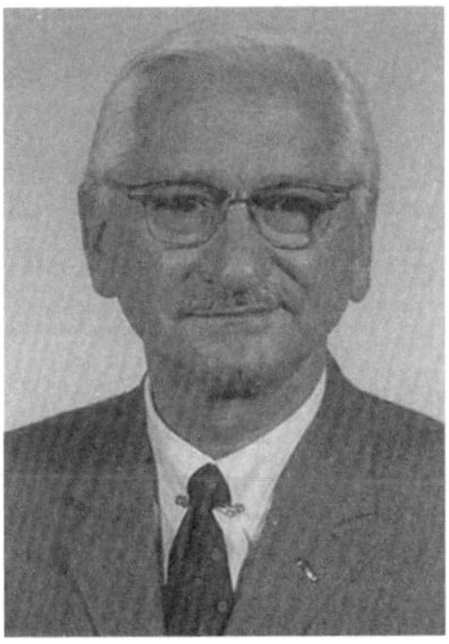

앨버트 세이빈

실제로 앨버트 세이빈은 예전부터 소아마비 치료에 대한 약독화 백신을 연구해오고 있었고, 24년간의 연구 끝에 1956

년 드디어 개발에 성공했다. 그러나 소크와 마찬가지로 이 약품의 임상시험이 문제가 되었다. 더구나 이미 1955년부터 소크의 불활성화 백신이 보급되기 시작한 다음이라 임상시험에 지원하려는 사람을 찾기도 쉽지 않은 상황이었다. 결국 세이빈은 해외에서 돌파구를 찾았다. 1958년 싱가포르와 체코에서 임상시험을 마쳤고, 마지막으로 소련(현 러시아)에서 바이러스 학자 미하일 쿠모코프의 도움으로 1,500만 명 규모의 대규모 임상시험을 진행했다. 그 결과, 세이빈의 경구투여 백신은 1961년 마침내 사용을 허가받게 된다. 약을 한 번 먹기만 하면 강한 면역이 생기게 되므로 몇 년 사이에 주력 백신으로 떠올랐다.

결국 소아마비를 완전히 정복한 건 소크와 세이빈, 두 사람의 공동 업적이라고 볼 수 있다. 이는 백신을 대표하는 두 종류, 약독화 백신과 불활성화 백신의 승부라고도 볼 수 있는 희대의 사례다.

백신 기술의 변화

조너스 소크 이후 백신 개발과 관련된 한 '위인'의 일대기를 찾기는 그리 쉽지 않다. 그 이후부터 백신 개발은 비교적 규모 있는 제약회사에서 이뤄졌고, 한 사람의 번뜩이는 아이디어와 불굴의 노력으로 백신이 개발되기보다는, 제약회사에서 자본을 투입해 팀 단위로 개발이 이뤄졌다. 새로운 백신이 개발되면 사람의 이름보다 제약회사의 이름이 남는다. 2022년 현재 실용화된 백신 중 가장 최신의 방법으로 mRNA 방식이 꼽히는데, 이 백신을 최초로 개발한 사람의 이름은 알려지지 않았다. 한 사람을 특정하기가 어려운 탓이다. 수없이

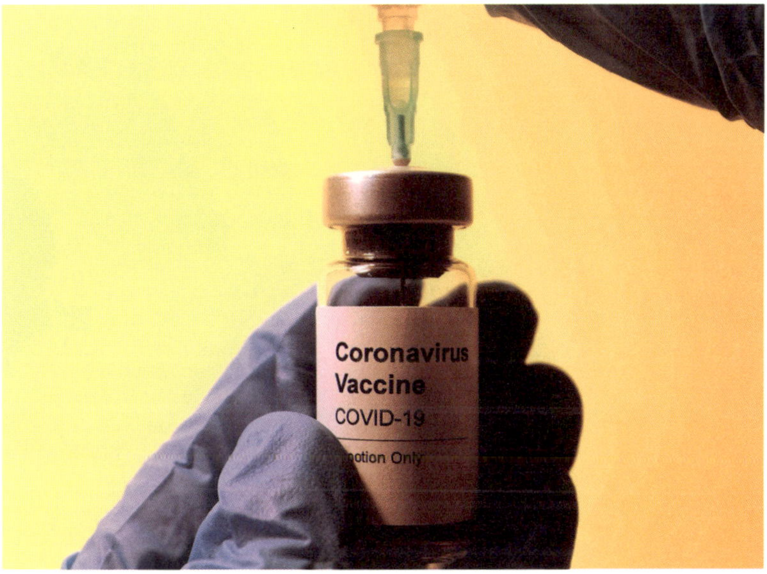

코로나19 대유행 이후 3세대 백신이 등장했다.

많은 사람이 여러 팀을 이뤄 개발에 참여하고, 그 성과를 종합해 하나의 성과로서 백신이 개발되니 관계된 사람을 모두 합하면 수백 명이 될지, 수천 명이 될지 알 수 없다. 물론 리더격 인물 몇 사람이 거론될 수는 있지만, 대중에게는 코로나 백신을 최초로 개발한 회사의 이름인 '화이자'나 '모더나' 등만 기억에 남게 되는 식이다. 따라서 '누가 어떤 백신을 개발했다'는 사실보다, 백신 플랫폼 기술의 변화 그 자체를 되짚어 볼 필요가 있다.

과학기술 전문가들은 백신 기술의 변화를 크게 3세대로 구분한다. 각각의 방식에 대한 상세한 기술적 특징은 다음 장에서 다시 살펴볼 생각이므로 여기서는 일단 구분 방식에 대해서만 이해해보기로 하자.

주요 백신 플랫폼별 구분

구분	플랫폼
1세대	생백신(약독화)
	사백신(불활성화)
2세대	아단위 백신
	펩타이드 백신
	톡소이드 백신
	다당류 및 단백접합 백신
	바이러스 유사입자 백신
3세대	바이러스벡터 백신
	mRNA 백신
	DNA 백신

© 한국과학기술기획평가원(KISTEP)

1세대는 바이러스 등 감염체 자체를 이용한다. 이 기술은 백신의 역사가 시작된 이후 지금까지 줄곧 사용돼온 전통적인 방식이다. 약독화 백신과 불활성화 백신 등이 이에 속한다. 제너의 우두 접종부터 시작해 지금도 매년 맞고 있는 인플루엔자 백신(독감 백신) 등도 모두 여기에 속한다. 간혹 1세대 방식은 시대에 뒤처진 것으로 생각하는 경향이 있는데, 필요에 따라서는 아직도 대단히 강력한 효과를 발휘하는 효과적인 방법이다.

20세기 들어 2세대 백신이 등장하기 시작했는데, 감염체 일부분을 이용한다. 주로 아단위(서브유닛) 백신과 톡소이드 백신, 다당류 백신, 단백접합 백신 등이 이에 속한다. 유전자 조작 박테리아 등을 이용해 항원 단백질 일부분만을 생산해 사용하는 '재조합 백신' 역시 이에 포함된다.

3세대가 시작된 건 21세기 이후, 사실상 코로나19 대유행 이후다. 그간 이론적으로만 가능할 거라 여겨졌던 방식으로, 체세포를 이용해 항원을 생산할 수 있는 핵산을 전달하는 방식이다. DNA/RNA 백신, 바이러스벡터 백신 같은 '유전자 전달 기반 백신'을 3세대로 분류한다. 유명한 '화이자'나 '모더나' 백신, '아스트라제네카' 백신 등이 이에 속한다. 이후 어떤 방식이 등장할지는 모르지만, 현재 제약회사들은 대부분 3세대 백신의 개선과 성능 향상에 중점을 두고 있다.

Booster Shot

한눈에 보는 코로나19 백신 총정리

백신은 제조 방법에 따라 그 종류가 나뉘며 저마다 장단점이 있다. 백신 제조법 중 가장 최신으로 꼽히는 핵산 백신(DNA 혹은 mRNA 백신)의 등장으로 빠르게 코로나19에 대응하는 백신들이 등장했다. 이 밖에도 다양한 종류의 코로나19 백신이 존재하며 저마다 장단점이 있다. 다양한 코로나19 백신은 종류별로 어떤 차이가 있는지, 잘 알려지지 않은 정보와 함께 정리해보았다. 백신의 종류에 따른 상세한 특징은 3장(Prophylaxis 3)에서 확인할 수 있다.

코로나 백신 시대 연 'mRNA 백신'

코로나19 백신 중에서 가장 유명한 것이 '화이자'가 개발한 백신일 것이다. 그 뒤를 이어 '모더나'가 개발되었다. 거의 동시에 개발됐으나 화이자가 승인을 더 빨리 받아 최초의 코로나19 백신은 '화이자' 백신이 되었다. 미국에선 현재 이 두 가지 백신을 주로 접종하고 있다. 거대 제약회사가 개발한 만큼 생산과 유통 역량도 높아 유럽과 아시아 등 여러 나라에서 이 두 백신을 적극적으로 도입하고 있다. 지금은 노바백스도 부스터샷으로 맞을 수 있지만, 우리나라 역시 2022년 초까지만 해도 부스터샷으로 두 백신을 가장 먼저 고려했다.

화이자와 모더나, 두 백신 모두 mRNA(유전정보 전달물질)를 이용한 '핵산' 백신이다. mRNA 백신의 원리 자체는 이전부터 논의됐지만, 실제로 개발한 것은 이번이 처음이다. 코로나19 상황에 빠른 대응이 가능할 거라고 보고 과감히 새로운 방법

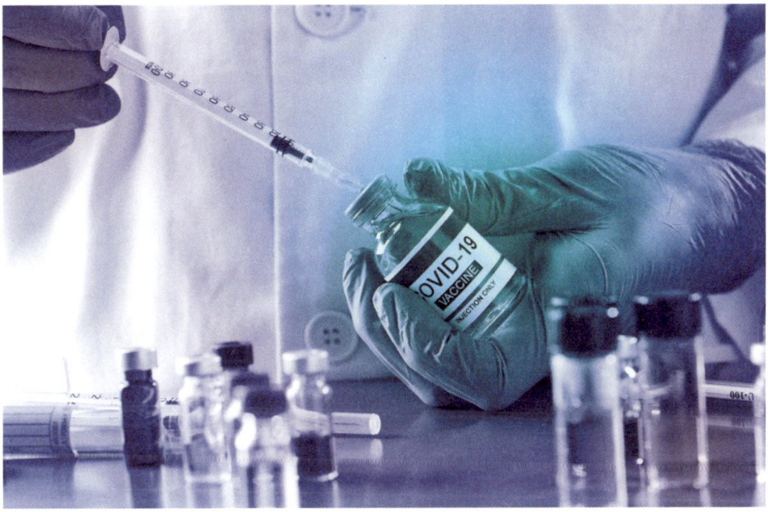

코로나19는 전염성이 강한 데다 치료약도, 백신도 없어 전 세계적으로 빠르게 확산됐으나 최근 다양한 종류의 백신이 공급되기 시작했다.

을 도입한 것이다. mRNA 백신은 면역반응을 유도하는 '항원'을 우리 몸속 세포가 생산하도록 '설계도'를 넣어주는 방법이라고 할 수 있다. 한 번 기술개발을 마치면 기존 백신으로 예방하기 어려운 새로운 변종이 등장했을 때 언제든 mRNA 구조를 바꾸어 즉시 새로운 백신을 개발·투입하기 유리한 것도 장점이다. 물론 임상시험은 다시 거쳐야 한다.

mRNA 백신은 질병이나 부작용을 일으킬 수 있는 물질을 몸에 넣지 않고 우리 몸속에서 본래 쓰이는 신호전달물질만을 주사로 맞는 방식이라 이론적으로는 일체의 문제 소지가 없어 보인다. 그러나 현실은 조금 다르다. 백신 속 mRNA가 코로나19 항원 생산에 꼭 필요한 정보만을 정확하게 세포에 전달할지를 확증할 수 없기 때문이다. 설계가 올바르게 됐다고 해도 합성 과정에서 착오나 변형이 없다고 단정할 수 없고, 사람마다 세포 형질의 미묘한 차이도 무시하기 어렵다. 또한, mRNA를 전달하기 위해 중간 과정에 사용하는 지질 입자도 다소 문제가 될 수 있다. 모든 부작용을 완전히 없애기는 어렵다는 뜻이다. 현실적으로는 부작용을

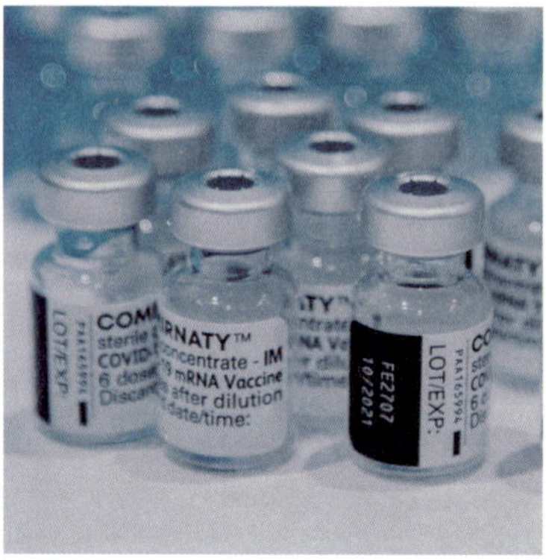

화이자(코미나티주) 백신

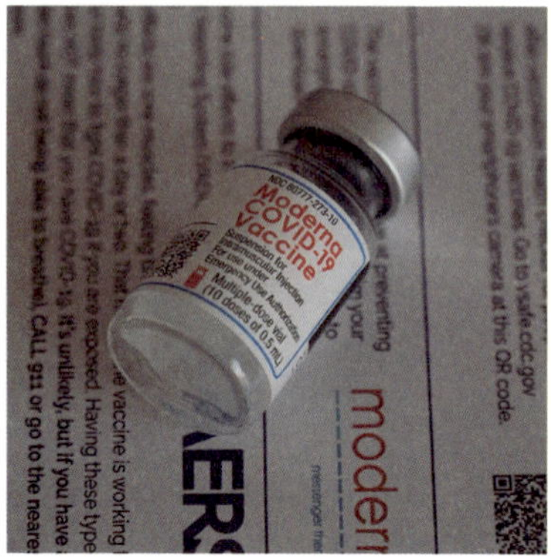

모더나 백신

실용화가 가능한 수준까지 낮추는 것이 관건이며, 이는 임상시험을 통해 확인하는 수밖에 없다. 현재 화이자와 모더나, 두 종류의 백신 모두 피로, 두통, 심근염 등의 부작용이 보고되고 있으나 사용상 큰 문제는 없는 것으로 나타나 승인을 받았다.

mRNA 백신의 또 다른 단점으로 유통이 불편하다는 점을 들 수 있다. mRNA는 높은 온도에 대단히 취약하다. 화이자는 영하 70도 이하, 모더나는 영하 20도 이하로 보관·운송해야 한다. 영하 70도 유통이 현실적으로 가능한지 의문이 들 수 있는데, 화이자 측은 드라이아이스 등의 값싼 냉매와 함께 약 5,000개 분량씩 밀봉·포장하면 25일 정도는 보관할 수 있다고 밝혔다. 이 패키지에서 꺼낸 다음엔 일반 냉동고 등에서 5일 정도 추가 보관이 가능하다. 이 정도면 세계 어디든 비행기를 통해 공급할 수 있다.

2022년이 되면서 공급량이 충분해지자 현재는 일부 개발도상국을 제외한 대부분 국가에서 화이자, 모더나 백신을 기본 접종하고 있다. 바이러스 변이가 계속되면서 현재까지 그나마 효과가 뛰어난 백신으로는 mRNA 방식이 가장 주목받고 있기 때문이다.

코로나19 유행 초기에 활약한 '바이러스벡터' 백신

코로나19가 유행하기 이전에는 'DNA 백신'이라고 불리는 방법이 큰 기대를 받았다. 유전자 백신이라고도 불리는데, 병원체 중 항원 부분의 단백질 유전자를 떼어내서 만든다. 이 유전자가 들어오면 사람의 세포는 병원체에 대한 항원(코로나19의 경우 스파이크 단백질)을 생산하게 된다. DNA 백신은 그간 실용화되지 않고 동물용 백신 개발 등에 쓰였다. 바이러스벡터 방식은 이 DNA 백신을 좀 더 만들기 쉽게 개량한 것이라고 볼 수 있다. 유전자를 투입하기는 하지만, 그 전달과정에서 다른 바이러스를 껍질(벡터)로 이용한 것이 '바이러스벡터' 백신이다. 이 방식으로 개발된 영국의 '아스트라제네카' 백신이 여러 나라에서 쓰였다. 국내에서도 한때 주력

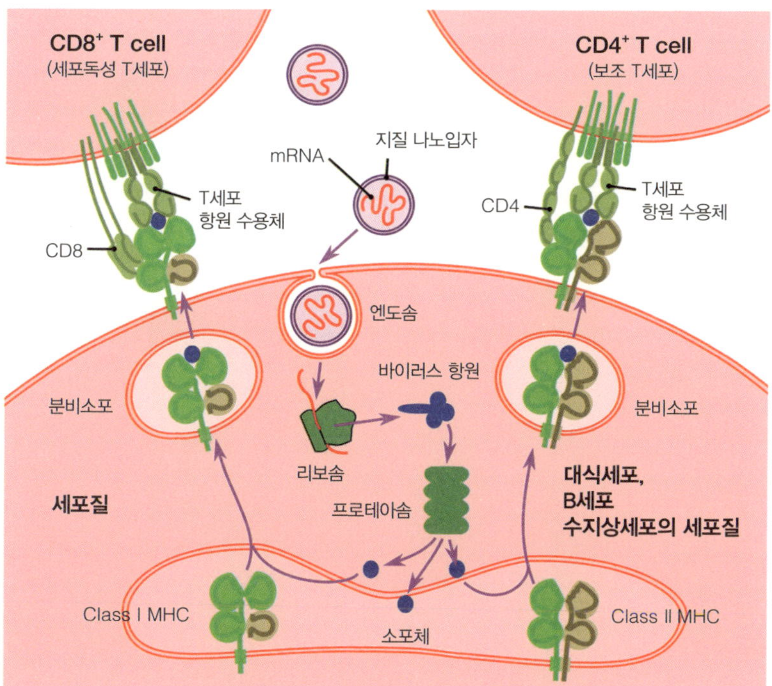

RNA 백신의 작용 원리

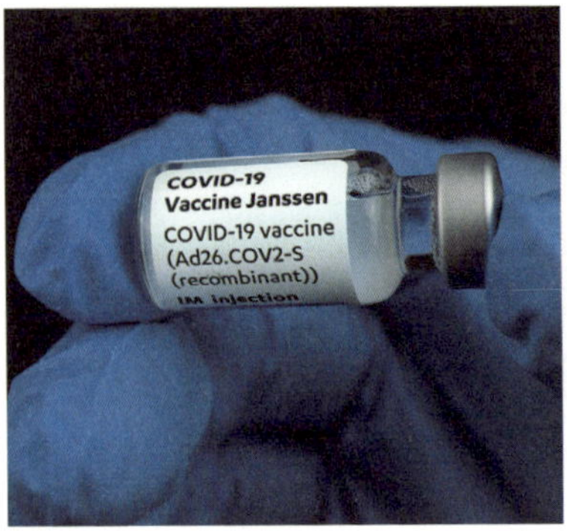

얀센 백신

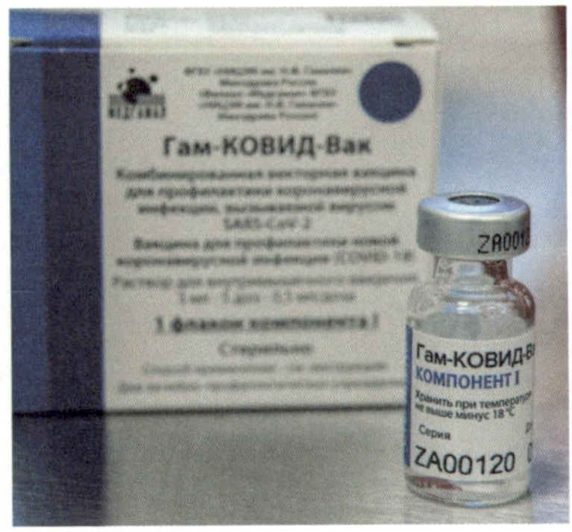

스푸트니크V 백신

코로나19 백신으로 쓰인 적이 있다. 얀센(존슨앤존슨 자회사) 백신, 러시아에서 개발한 스푸트니크V 등도 같은 방식으로 개발됐다.

DNA 방식의 백신은 본래 이론적으로 대단히 안전하지만, 그 변형인 바이러스 벡터 방식은 다소 논란이 생기고 있다. 인간에게 감염되지 않는 종류라고는 하지만, 살아있는 바이러스를 사람의 몸에 주입하는 방식이라 이 바이러스 자체에 면역반응이 일어날 수 있어서다. DNA를 세포핵에 전달하기 위해 사용하는 바이러스를 적으로 보고 공격하는 일이 벌어지는 셈이다.

mRNA 백신의 예방률은 보통 90% 이상인데, 바이러스벡터 방식은 예방률이 상대적으로 낮아 아스트라제네카가 70.5%, 얀센의 경우 66.9%다. 그 원인은 아직 완전히 밝혀지지 않았는데, 벡터로 쓰인 바이러스 자체에 대해 인체 내에서 면역이 생기기 때문이라는 해석이 있다. 다만 얀센의 경우 두 번이 아니라 한 번만 맞도록 설계돼 있어서 편의성 면에서는 뛰어나다.

바이러스벡터 백신을 맞는 과정에서 부작용이 보고되어 안전성 문제가 거론되기도 했다. 아스트라제네카 백신을 맞은 일부 환자들에게 혈전이 생긴다는 지적이 있었는데, 얀센 백신도 같은 혈전 부작용이 보고되어 '바이러스벡터 방식이 갖는 근본적인 문제'라는 지적도 나왔다. 그러나 혈전 발생으로 생기는 위험보다 코로나19를 예방해 얻는 이점이 더 크다는 판단에 따라 여전히 많은 나라에서 바이

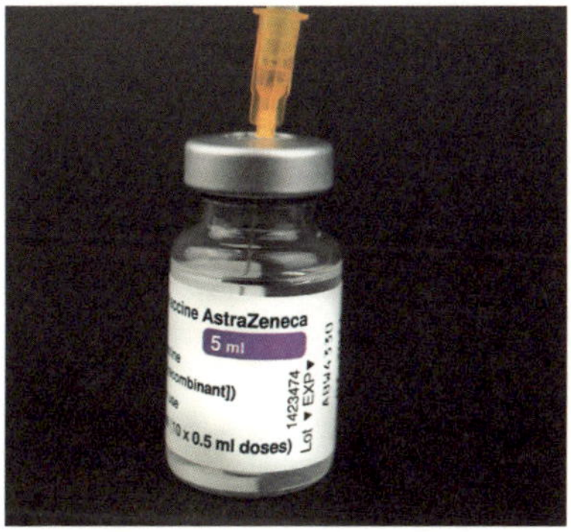

아스트라제네카 백신

러스벡터 방식의 백신을 접종 중이다. 혈전 부작용이 알려지면서 국내에서는 코로나19 감염 시 사망률이 매우 낮은 젊은 층(30대 미만)에는 아스트라제네카 백신 접종을 권고하지 않고 있다.

바이러스벡터 방식의 백신 보관온도는 섭씨 4℃ 정도로 냉장유통 시스템이 필요하다. 본래 DNA 백신은 온도 변화에 강해 실온 보관도 가능한데, 바이러스벡터 방식은 살아있는 바이러스를 전달체로 사용했기 때문이다.

기존 기술로도 코로나19 백신 개발은 가능하다

'코로나19는 대단히 특이한 바이러스라서 최신 유전자 공학기술이 없으면 백신을 만들 수 없다'라고 생각하는 사람들이 많은 것 같다. mRNA나 바이러스벡터 같은, 과거에 사용하지 않던 기술을 이용해 백신을 개발하지 않으면 효과가 없을 거라는 우려다. 이에 대해 전문가들은 '반드시 그렇지는 않다'고 설명한다. 과거에도 기존 기술로 많은 바이러스 질환 백신을 개발해왔으며, 코로나19 백신도 이런 방법으로 제조하는 것이 가능하다. 다만 기존 방식으로 백신을 개발하면 생산하기까지 많은 시간이 걸릴 수 있으므로 최신의 방식이 더 주목받았다고 보는 전문

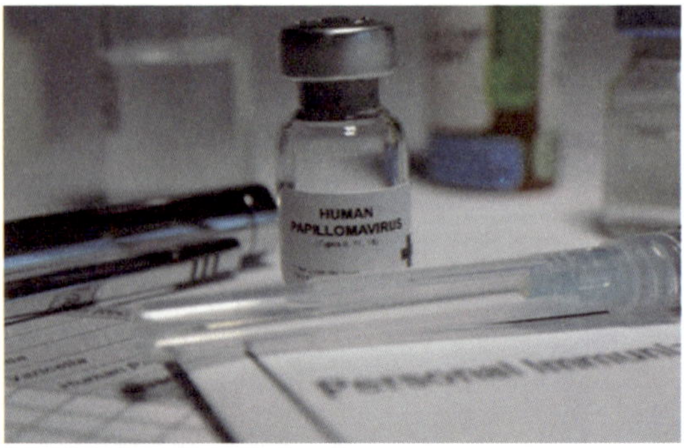

자궁경부암을 일으키는 HPV 바이러스용 백신. 인도혈청연구소는 HPV 백신 제조에 쓰였던 '바이러스 유사물질' 기술을 이용해 코로나19 백신을 개발 중이다.

가들이 많다. mRNA나 바이러스벡터 방식, DNA 방식 같은 이른바 '핵산 기반' 백신은 항원의 유전자 형태만 파악하면 바로 합성해서 빠르게 개발할 수 있기 때문이다. 국내 한 제약회사 관계자는 "코로나19 바이러스는 사백신이나 재조합 백신으로도 필요한 예방효과를 기대할 수 있다"면서도 "다만 개발 기간이 길고 제조 공정도 손이 많이 가므로 mRNA나 바이러스벡터 방식이 먼저 개발된 것으로 보인다"고 말했다.

시간이 지나면서 이제는 이런 '전통적 방식'으로 백신을 개발해 실용화 단계에 이른 경우가 눈에 들어온다. 이 중 가장 주목할 만한 것이 항원 단백질을 외부에서 만들어 주사로 맞는 '재조합' 백신이다. 오랜 기간 의학계에서 사용해온, 안전성이 높고 비교적 확실한 방법이다. B형 간염 백신을 이 방법으로 개발했다. 코로나19 백신 중 이 방식을 채용한 것은 '노바백스' 백신이다. 2022년 1월 국내 사용 승인을 받아 이미 국내에서도 접종이 시작됐다. 곤충(나방) 세포를 이용해 합성한 스파이크 단백질을 면역증강제와 섞어 필요한 후천성 면역을 확보하는 방식이다. 항원 단백질을 만들어 그대로 주입하는 것이기 때문에 mRNA나 바이러스벡터 백신과 달리 인체 내에서 항원을 생산하기 위해 여러 가지 복잡한 과정을 거칠 필요가 없어진다. 상대적으로 부작용 위험이 적다는 이야기다. 효과 역시 확실한 편이며, mRNA나 바이러스벡터 방식과 비교해 보관이나 취급도 유리하다. 2022년 2월 중순 첫 접종이 시작됐는데, 접종을 받은 사람들 대부분이 "화이자나 모더나 백신은 맞고 나서 열이 나고, 접종 부위(주로 팔)에 심각한 근육통이 생기는 경우가 많다고 들었는데, 노바백스 백신은 그런 부작용이 거의 없었다"라고 말했다.

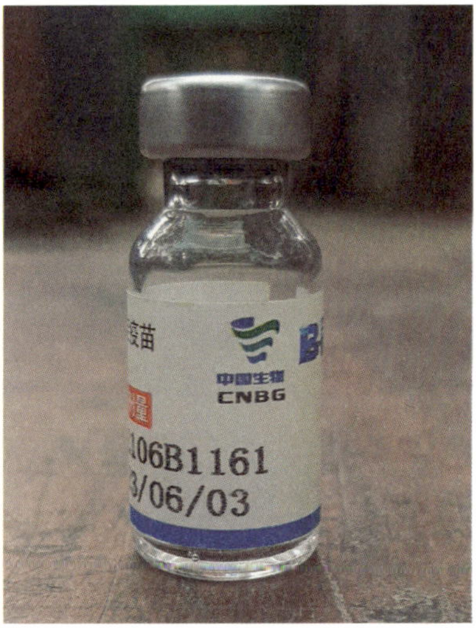

사백신인 시노팜 BBIBP-CorV 코로나19 백신

노바백스 백신은 국내 기업 SK바이오사이언스가 노바백스 백신의 위탁생산 계약을 맺었고, 정부와 공급계약도 체결했다. 특히 계약에 따라 SK바이오사이언스가 자유롭게 국내에 공급할 수 있다. 즉 필요에 따라 국내 대량 유통이 가능해 충분한 물량을 공급하고 있다. 두 건의 3상 임상시험 결과 각각 89.7%, 90.4%의 예방효과를 보였다. 0.5mL를 21일 간격으로 2회 접종해야 하고, 1회 접종 분량을 담은 주사기 형태로 완제품이 제조된다. 접종 시 의료진이 별도로 희석하거나 소분할 필요가 없다. 냉장보관(2~8도)도 가능해 보관 및 수송이 편리하다는 것이 제조사 측의 설명이다. 노바백스를 1~2차 접종에 활용하는 것은 물론, 필요에 따라 3차 접종(부스터샷)으로도 활용되고 있다. 기존의 백신에 대해 거부감을 갖는 사람들에게 새로운 선택지를 제시해 백신 접종률을 최대한 끌어올리려는 것으로 보인다.

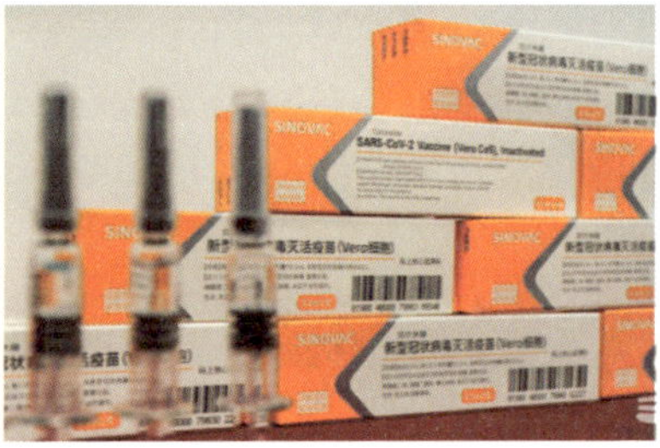

시노백 백신 © Kevin Frayer

이 밖에 중국의 '시노백'과 '시노팜' 백신도 언론에 자주 등장한다. 이 두 종류의 백신은 전형적인 불활성화 백신, 즉 사백신이다. 바이러스를 배양해 불활성화한 다음 주사로 맞는 방식이다. 이 중 시노팜은 2021년 5월 8일 18세 이상 성인을 대상으로 사용하도록 WHO의 긴급 승인을 받았다. 전통적인 백신 제조 방식이 WHO의 사용 승인을 받은 것은 시노팜이 처음이다. 임상시험 데이터에 나타난 효능이 기준에 부합하고, 79%의 예방효과를 보였다는 것이 WHO 측의 설명이다. 다만 이는 어디까지나 변이가 일어나기 전의 상황이며, 이미 변이 바이러스가 전 세계적으로 퍼진 상황이라서 효과를 장담할 수 없을 것으로 보인다.

더구나 중국의 경우 '기술력은 둘째 치더라도 제조공정을 신뢰할 수 없다'는 의견이 많다. 백신을 개발하면서 유효성·안전성에 대한 자세한 정보를 공개하고 검증받는 과정을 거치지 않고 있는 데다, 실제 생산·유통된 경우도 품질에 대한 입증이 잘 이루어지지 않고 있다. 터키는 지난 2021년 1월부터 4월까지 인구의 24%를 넘는 약 2천만 명에게 중국 백신을 접종했으나 확진자가 도리어 크게 늘어난 적이 있다. 이 때문에 터키 정부는 러시아로부터 '스푸트니크V'를 다시 수입해 접종하는 번거로움을 감수해야 했다.

Prophylaxis

2

면역을 알면
백신이 보인다

Prophylaxis 2

면역을 알면 백신이 보인다

사람의 몸은 참 특이하다. 비록 생체 시스템이지만 이렇게 잘 만들어진 기계가 있나 싶을 정도다. 다른 어떤 기계보다 적은 에너지만으로 온종일 쉬지 않고 움직이고, 운동능력도 대단히 뛰어나다. 민첩하게 움직이며, 신체 크기에 비해 낼 수 있는 힘도 대단히 높은 편이다. 감각기관의 능력도 대단히 훌륭하다. 기계공학적 관점에서 보자면 인간이 가진 신체능력 중 한 가지만 제대로 흉내 내도 대단히 뛰어난 기계장치를 발명할 수 있다.

질병에 대응하는 능력도 마찬가지다. 인간의 몸은 상처가 생기면 스스로 회복하고, 외부에서 병원체가 들어오면 스스로 파악해서 물리친다. 심지어 그 병원체에 대한 정보를 기억해뒀다가 다음에 물리칠 때 더 효과적으로 대응하기도 한다. 백신은 이런 인체의 타고난 면역기능을 적절히 이용해 사전에 질병을 예방하는 약인 셈이다.

따라서 백신을 이해하기 위해서는 인간의 면역기능에 대한 기본적인 이해가 반드시 있어야 한다. 면역이란 어떤 것이며, 면역의 종류에는 어떤 것이 있고, 면역이 우리 몸속에서 어떻게 작용하는지 알아둘 필요가 있다. 이 장에서는 인체의 면역 시스템, 그리고 그 핵심 기능을 관장하는 면역세포의 기능에 대해 정리했다. 다소 지루하게 느껴질 수 있겠지만 최대한 쉬운 언어로 풀어쓰기 위해 노력했으니 가벼운 마음으로 읽어주길 바란다.

Shot 1 우리 몸을 살리는 면역의 비밀

인간의 몸은 어떻게 건강을 지킬까

인간의 몸은 항상 건강하지는 않다. 우리 몸이 아픈 이유는 크게 세 가지로 구분할 수 있다. 첫 번째는 선천적으로 그냥 아픈 것이다. 질병의 원인이 우리 몸 안에 있는 경우라고 할 수 있다. 면역 시스템에 이상이 있는 '면역질환', 유전자나 염색체와 같이 유전에 관련된 인자가 원인이 되어 일어나는 '유전병' 등이 이에 해당한다. 병원체가 아닌 다른 물질에 반응하며 다양한 증상을 일으키는 알레르기 질환이나 류머티즘성 관절염, 셰그렌 증후군 등이 면역질환에 꼽힌다. 포르피린증, 혈우병이나 근디스트로피증 같은 질환은 유전병에 속한다. 이런 병은 과거의 기술로는 근본적인 치료가 불가능했다. 그러나 21세기 들어와 유전자치료법의 발전으로 치료제가 개발되고 있다. 선천성 면역결핍증과 같은 유전성 면역질환은 이미 유전자치료제가 시판되고 있으며, 혈우병에 대한 유전자치료제도 빠르면 2022년 시판 허가가 나올 것으로 기대하고 있다.

두 번째는 외상, 즉 어딘가 다쳤을 때다. 날카롭거나 뾰족한 물건에 피부나 근육이 베이거나 찔릴 수 있고, 둔탁한 물건에 부딪혀 타

박상을 입거나 뼈가 부러질 수도 있다. 뜨거운 물질에 노출돼 화상을 입을 수도 있다. 이런 경우는 평소에 조심하고 안전대책을 마련해 사고를 피할 수 있지만, 기본적으로 의약품을 이용해 예방하는 것은 불가능하다. 치료법은 부러진 뼈를 맞추고, 환부를 꿰맨 후, 감염이 일어나지 않도록 관리하는 것이다. 다친 상처를 더 빨리 아물게 하는 마법의 약은 존재하지 않는다.

세 번째는 질병을 일으키는 원인인 '병원체'가 몸에 들어왔을 때다. 사실 '병'이라고 하면 대부분 병원체가 몸에 들어오는 경우를 생각한다. 세균이나 바이러스, 균류Fungus 등의 감염으로 질병이 발생하면, 우리 몸은 그 병원체를 적으로 인식하고 싸워서 물리친다. 이 경우는 치료약이 대단히 큰 도움이 된다. 병원체 역시 생명체거나, 혹은 생명현상이 있는 물질이므로, 그 물질들을 죽이거나 불활성화하는 방법이 존재한다. 이런 방법들을 활용해 의약품으로 만들 수 있고, 예방약도 만들 수 있다.

우리 몸의 1차 방어선 '선천성 면역'

선천적인 질병이나 부상은 특수한 경우이고 보면, 감염의 예방과 치료 과정에서 우리 몸을 지키는 근간은 인체의 저항력, 즉 '면역'일 수밖에 없다. 상처를 입었을 때도 치료 과정에서 감염의 예방을 가장 중시한다는 점을 보면 알 수 있다. 코로나19로 전 세계가 백신 개발과 보급을 두고 전쟁을 벌이고 있는 까닭 역시 다름 아닌 '효과적인 면역체계'를 우리 몸에 만들어주기 위해서다.

흔히 면역을 '몸속에서 병과 싸우는 기운' 정도로 생각하는 경우

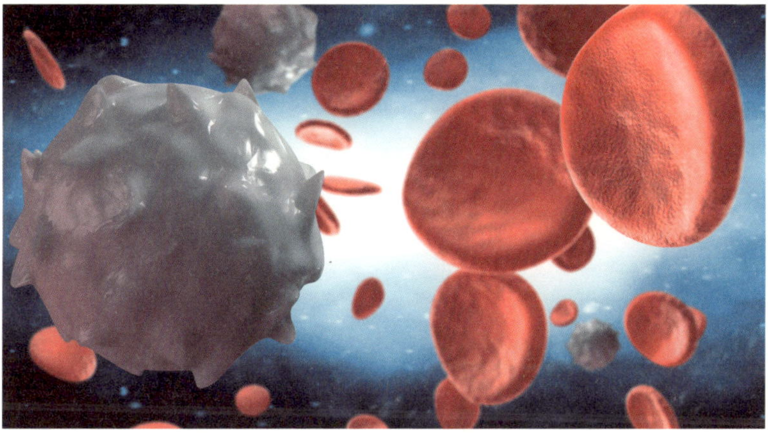

혈액 속 백혈구는 몸속에 들어온 병원체를 잡아먹는 일을 한다. 우리 몸의 대표적인 면역기능 중 하나다.

를 자주 볼 수 있다. 틀린 말이라고 할 수는 없지만, 정확히 이야기하면, 면역이란 어떤 '힘'이라기보다 결국 우리 몸이 감염과 싸우는 기본적인 기능을 뜻한다. 면역의 뜻을 좀 더 정확히 정의하면 항원, 즉 몸 밖에서 들어온 미생물 또는 미생물이 만들어낸 부산물에 반응해 우리 몸속에서 벌어지는 다양한 대응을 모두 일컫는다. 따라서 특정 약을 먹는다고 몸속의 전체적인 면역기능이 좋아지는 경우는 있을 수 없다. '면역이 좋아진다'며 판매되는 건강식품 등을 경계해야 하는 이유다. 다만 개개인의 건강상태 자체는 면역기능에도 영향을 미치므로, 생활 습관을 바르게 하고 균형 있는 식사를 할 필요는 있다.

면역은 크게 두 종류로 나뉜다. 첫째는 선천성 면역이다. 병원체가 몸에 들어오지 못하도록 막고, 또 들어오면 다양한 반응을 일으키며 이를 몰아내려고 한다. 이런 기전은 사람이 태어나면서부터 가지고 있는 기능이다. 예를 들어 눈을 통해 바이러스가 침입한다면 가장

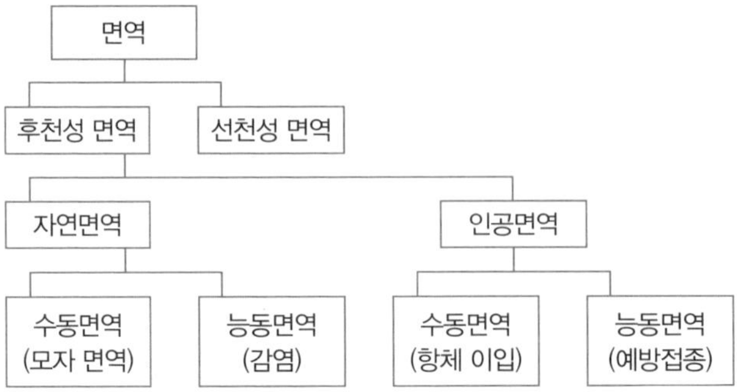

면역의 종류

먼저 눈물층을 통과해야 하고, 코를 통해 들어오려면 콧속 점막을, 피부를 뚫고 들어오려면 피부의 각질을, 내장기관을 통과하려면 소화액 등을 통과한 다음에야 우리 몸에 들어올 수 있다. 체액으로 병원체를 씻어내기도 하고, 효소나 강력한 산 등으로 녹여버리기도 한다. 이런 기본적인 기능도 모두 면역의 일종이다.

이런 1차 관문을 뚫고 몸속에 들어온 병원체가 있다면 우리 몸속의 '경찰'이 잡아야 한다. 흔히 '백혈구는 세균을 잡아먹는다'라고 알고 있는 사람이 많을 것이다. 백혈구는 혈액 속에 있는 세포인데, 우리 몸의 유전정보와 비교해 이물질이라고 여겨지는 것을 감싸 잡아먹는다. 사실 정확하게 표현하려면 백혈구 중 '대식세포(탐식세포)'라고 말해야 한다. 백혈구는 세포의 이름이라기보다 우리 혈액 속 여러 가지 세포를 총칭하는 것이기 때문이다. 대식세포는 몸속 여러 조직에 침입한 병원체를 잡아먹는다. 세포막이 안으로 접히면서 이물질을 세포 안으로 넣고, 그 안에서 효소를 이용해 분해하는 방식이다. 대식세포 역시 여러 종류가 있다. 먼지세포, 미세아교세포, 쿠퍼세포,

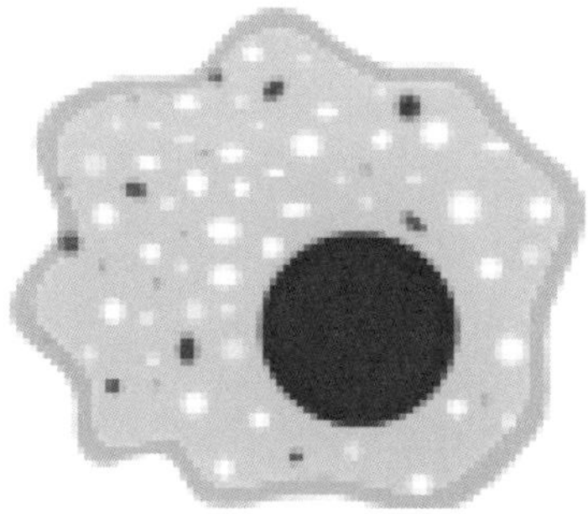

대식세포 모형도

랑게르한스 세포 등이 대표적인데, 이들은 몸 전체에 분포한다. 항원(병원체)이 침입하면 섭식하거나 독소를 분비하여 파괴할 수 있다. 아메바처럼 운동하며, 잠재적 병원체를 찾아 몸속을 떠돌아다닌다. 이 과정까지는 백신을 맞지 않거나, 이전에 비슷한 병에 걸린 적이 없어도 자연적으로 일어난다. 즉 사람이 태어날 때부터 학습된 정보 없이도 누구나 가지고 있는 기능이다. 이 부분을 공부하면서 '선천성 면역'이라는 명칭이 대단히 적절하다는 생각을 한 적이 있다.

선천성 면역의 특징은 '기억세포'가 관여하지 않는다는 점이다. 선천성 면역을 경찰의 수사활동과 비교하면, 순찰 도중에 발견된 범인을 우연히 잡을 뿐, 범인에 대한 정보를 알고 있지 못하다. 즉 포식세포와 마주치지 않은 병원체는 우리 몸속 조직이나 세포에 달라붙어 자리를 잡고, 같은 세균이나 바이러스의 수를 늘려나간다. 병원체가 1차 방어선을 뚫고 들어와 우리 몸에 자리를 잡은 상태, 즉 감염된 상태가 된다.

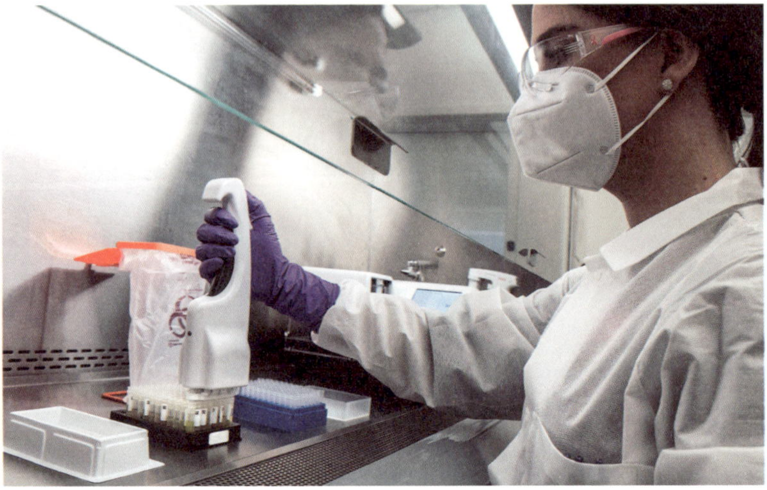

미국 질병통제예방센터(CDC)의 한 과학자가 SARS-CoV-2 항체 검사를 위해 환자 검체를 준비하는 모습

병원체에 대한 지명수배, '후천성 면역'

이처럼 우리 몸은 생전 처음 보는 질병과도 어느 정도 싸울 수 있는 기능이 있지만, 그 병에 걸린 적이 있는 경우, 그리고 백신을 맞아 그 병에 대한 정보를 몸에 학습시킨 경우에는 훨씬 더 빠르고 효과적으로 대응할 수 있다. 우리 몸은 병원체의 형태를 기억해 빠르게 대응하기 위한 정보전달 체계를 만들기 때문이다. 한 번 걸렸던 병에는 잘 걸리지 않는 것은 이 때문이고, 우리가 백신을 맞는 것은 이러한 '학습'을 더 안전하게 만들기 위해서다.

일단 감염되면 우리 몸의 면역체계는 몸속에 자리 잡은 병원체, 즉 세균이나 바이러스에 '지명수배'를 걸게 된다. 몸에 들어온 병원체를 흔히 '항원'이라고 하는데, 정확하게 말하면 바이러스나 세균과 같은 병원체가 가지고 있는 특정 모양의 단백질을 뜻한다. 이 항원에 반응해 우리 몸의 여러 가지 면역세포는 항원의 모양에 꼭 맞는 작은 물질을 만드는데, 이 작은 단백질 조각을 '항체'라고 부른다. 병원체에 붙여두는 꼬리표, 즉 '지명수배 전단'인 셈이다.

이 과정에서 여러 종류의 면역세포가 관여한다. 서로 협력해 병원체가 몸속에 숨어들었다는 사실을 전달하고, 병원체에 항체를 붙여둔다. 백혈구나 포식세포는 항체를 따라 몸 곳곳에 숨어 있는 세균이나 바이러스도 찾아내 효과적으로 제거한다.

이런 식으로 병원체를 우리 몸에서 물리치고 난 다음에는 어떻게 될까. 점점 항체의 숫자는 줄어들지만 면역세포 중 한 종류(B세포)가 항원의 형태를 기억하고 있으며, 몸속에 항체도 조금은 남겨둔다. 나중에 같은 항원이 체내에 들어오면 언제든지 대응해 항체를 붙이는 한편, 즉시 새로운 항체를 생산할 수 있도록 대비하게 된다. 다만 시간이 흐르면 항원을 기억하고 있는 면역세포(B세포)의 숫자가 줄어들게 되므로 대응력이 점차 떨어질 수 있는데, 때에 따라서는 일생 면역이 되는 경우도 있다.

이렇게 우리 몸이 기억을 통해 특정 병원체에 대한 면역기능을 극대화하는 과정을 '후천성 면역'이라고 한다. 새롭게 면역기능을 얻어낸다고 해서 획득면역, 또는 적응면역이라고 부르기도 한다. 백신이란 이러한 과정을 인위적으로 만들어주기 위해 사용하는 약인 셈이다.

백신은 후천성 면역 획득이 목표

후천성 면역은 다시 능동면역과 수동면역, 두 가지로 구분할 수

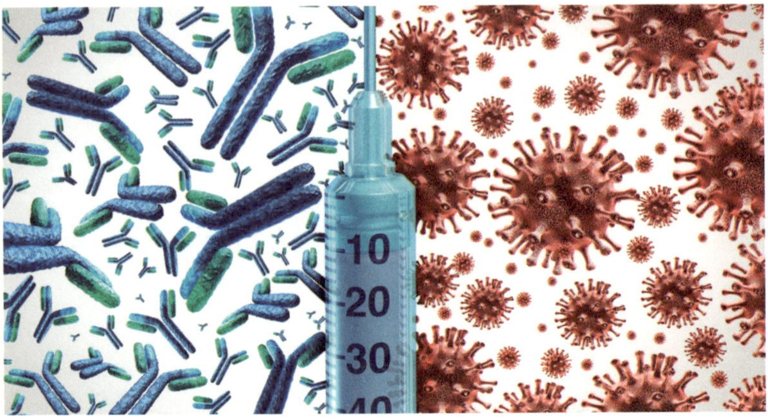

백신을 이용하면 백신에게 공격표지를 붙이는 '항체'를 형성할 수 있다.

있다. 능동면역이란 우리 몸 스스로 병원체와 싸워 후천성 면역을 획득한 경우로, 질병에 감염된 후 스스로 형성되어 획득한 경우가 이에 속한다. 보통 후천성 면역이라고 하면 능동면역을 떠올리게 된다.

그 밖에 수동면역도 있다. 항체 등의 면역물질을 다른 곳에서 만들어 와서 이용하는 방법으로, 예방 목적으로도 쓰이지만 주로 치료 방법으로 쓰인다. 병에 걸렸던 환자의 혈액 성분 일부를 주사로 맞는 '혈장치료'나 '항체치료' 등이 여기에 속한다. 갓난아기가 어머니의 자궁에서 면역을 획득한 경우도 수동면역이라고 할 수 있는데, 이는 '자연수동면역'이라고 하여 별도로 구분한다.

이와 달리 백신을 맞는 것은 우리 몸의 선천성 면역이 이길 수 있을 정도로 약해진 항원, 혹은 이미 죽어서 감염 효과가 없는 항원물질, 그도 아니라면 다양한 방법을 통해 만든 항원 유사물질 등을 주사로 맞고, 그 과정을 통해 우리 몸에서 능동면역을 획득하길 기대하는 방식이다.

모든 백신은 완전하지 않으며, 100% 예방되는 경우는 있을 수 없다. 병원체에 대응하기 위해 우리 몸속의 정보전달 체계가 아무리 잘 짜여 있어도 빈틈은 존재할 수 있기 때문이다. 흔히 독감이라고 부르는 '인플루엔자' 바이러스 백신은 예방률이 50~60% 정도로 알려져 있다. 다만 우리 몸이 후천성 면역을 갖고 있으면, 병원체가 그 정보망을 피해 간신히 감염을 일으킨다 해도, 치료 과정에서 훨씬 몸이 빠르게 대응할 여지가 생긴다. 병에 걸렸다고 해도 증세가 훨씬 가벼워지는 셈이다. 이 때문에 미국 질병통제예방센터CDC는 예방 효과가 평균 50%만 있으면 백신으로 승인해주고 있다.

최근 주위에서 '돌파감염' 이야기가 많다. "백신을 맞았는데도 코로나19에 걸렸다", "백신을 맞았는데도 독감에 걸렸다"고 이야기하며 백신을 맞을 필요가 없다고 주장하는 사람들을 간혹 볼 수 있다. 그러나 백신을 맞았는데도 바이러스에 감염되는 경우가 있는 것은 당연한 일이다. 그 어떤 백신도 예방률이 100%인 것은 없다. 개인적으로 돌파감염이라는 말 자체를 그리 탐탁지 않게 생각하는 이유다. "맞아도 병에 걸린다면 왜 백신을 맞아야 하느냐"고 말하는 사람을 흔히 볼 수 있다. 걸리지 않았을 때는 당연히 모르고 지나가지만, 걸리고 나면 몸이 아프니 "백신을 맞아도 병에 걸려 괴롭다"고 이야기하는 것은 이치에 맞지 않는다. 백신이란 병에 걸릴 확률을 낮추기 위해서 맞는 것이다. 더구나 백신을 맞은 사람은 설령 돌파감염이 된다고 해도 중증질환으로 발진하는 비율이 현저하게 줄어든다. 이런 점을 고려할 때, 공식기관의 허용을 받은 백신은 일단 맞는 편이 훨씬 유리하다.

코로나19에 가장 효과가 뛰어난 것으로는 '모더나'사에서 개발한 백신이 꼽힌다. 초기 시험에서 총 1만 5,000명에게 백신을 주사한 결과, 단 5명만이 코로나에 감염됐으며, 중증으로 악화한 사례는 한 건도 없었다. 백신이 아니라 맹물을 주사한 비교군의 경우 1만 5,000명 중 90명이 감염됐다는 사례가 있다. 이를 비교하면 이 백신의 예방 효과는 94.5%인 셈이다. 가장 많이 쓰이고 있는 코로나19 백신 중 하나인 '화이자' 백신도 예방률이 90% 정도로 비슷하다. 국내에서 많이 쓰였던 아스트라제네카 백신은 예방률이 70% 정도였다. 코로나19가 여러 번의 변이를 거치면서 이제는 여러 백신의 예방률이 크게 줄어들었다. 그러나 높은 예방률을 보였던 모더나, 화이자 등의 백신은 아직도 적잖은 예방 효과가 있고 중증질환으로 발전하는 것을 막는 효과가 뛰어나 많은 국가에서 여전히 접종을 권장하고 있다.

이 밖에 간염이나 후천성 면역결핍증AIDS, 유행성 출혈열, 헤르페스 등 매우 많은 질병이 바이러스에 감염돼 일어나는데, 일단 한 번 걸리면 완치가 불가능한 경우가 많다. 이런 질병은 치료약이 없어도 백신은 개발된 경우가 많으므로 가능하면 맞아두는 것이 건강관리 측면에서 유리하다.

잘못된 면역기능, 알레르기와 자가면역질환

면역이 우리 몸에 유리하게만 작용하면 좋겠지만, 그렇지 않은 경우가 있다. 이른바 '면역질환'에 걸리는 사람도 있기 때문이다. 대표적인 사례가 알레르기다. 예를 들어 꽃가루는 어디서나 볼 수 있고, 이런 것이 눈이나 코로 조금 들어오더라도 보통 사람은 별 문제

없이 살아간다. 그런데 꽃가루에 알레르기 반응이 일어나는 사람은 눈이나 코가 가렵고, 눈물이나 콧물이 나고, 피부 가려움, 발진, 재채기 등의 증상이 생기기도 한다. 이런 증상은 일상에서 흔히 볼 수 있다. 집먼지진드기와 그 배설물, 동물의 비듬, 곰팡이 등, 꽃가루 이외에도 많은 물질을 우리 몸의 면역체계가 항원으로 인식하면서 알레르기 반응이 일어나는 것이다. 그렇게 되면 우리 몸은 대응해서 항체를 만들고, 면역세포가 달려들어 공격하면서 염증 등의 반응이 일어나게 된다.

알레르기는 반응이 일어나는 부위에 따라 이름이 바뀌는데, 기관지에서 일어나 계속 기침하게 만들면 '천식', 피부에서 계속 반응을 일으켜 가려움증과 염증 등을 일으키면 '아토피', 콧물, 재채기 등을 일으키면 '비염'이라고 부른다. 인체 내에서 반응하는 곳을 옮겨 다니기도 한다. 아토피가 있던 사람이 어느 날 천식이나 비염 등으로

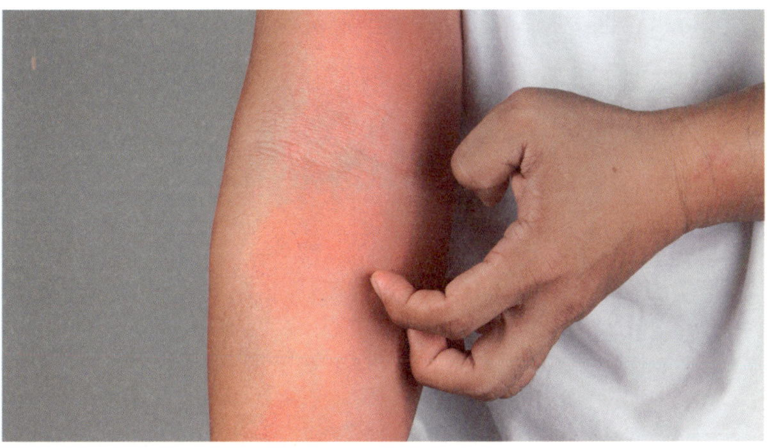

아토피성 피부염은 면역 시스템의 오작동으로 생겨난 질환이다.

증상이 바뀌어 나타나는 경우다.

이 밖에 '자가면역질환'이라는 것도 있다. 알레르기가 병원체가 아닌 물질을 항원으로 인식하는 것이라면, 자가면역질환은 내 몸속에 있는 '조직'을 항원으로 인식한다. 인체의 모든 장기와 조직에 나타날 수 있는데, 갑상선, 췌장, 부신 등의 내분비기관, 심지어 적혈구에도 면역반응을 나타낸다. 류머티즘성 관절염, 크론병(장기에 염증이 생기는 병), 제1형(소아) 당뇨병, 갑상샘저하증 등 다양한 질병의 원인이 이런 면역 이상으로 생긴다. 이런 병은 선천적인 유전자 이상이 원인이므로 사실상 치료약이 없는 상태다. 태어나면서부터 생긴 질병이니 예방이 가능할 리도 없다. 따라서 병의 증세를 통제하는 '대증요법'을 적절하게 시행하면서 살아가야 한다.

이처럼 면역은 사람을 살리기 위한 강력한 방어체계지만, 현대에는 도리어 다양한 질병의 원인이 되기도 한다. 때에 따라서는 면역기능 그 자체를 예방할 뿐 아니라 강력한 치료기술로 활용하는 일도 적지 않다. 암치료에 쓰이는 약물을 '항암제'라고 하는데, 이른바 3세대 항암제는 인체의 면역기능을 극대화해 암세포를 물리친다. 최근 이 같은 '면역치료 기술'은 새로운 첨단 의학기술 중 하나로 손꼽히고 있다.

면역을 잘 알고 있는 사람은 건강을 잘 이해하고 있는 사람이다. 일반인들도 면역에 대해 기본적인 지식을 갖고 있는 편이 유리하다. 질병을 예방하기 위해서건, 잘못된 면역체계를 바로잡기 위해서건, 혹은 병을 치료하기 위해서건, 면역은 생명과학과 의학을 연구하는 사람들 사이에 가장 주목받는 분야 중 하나라는 점은 틀림없는 사실이다.

Shot 2 면역 시스템의 핵심, '면역세포'

면역세포의 종류와 하는 일

"산소를 나르는 것은 적혈구, 병과 싸우는 것은 백혈구"라는 이야기를 들어본 사람이 많을 것이다. 이 두 가지에 상처를 메우는 '혈소판'을 더해 '혈액의 3대 요소'라고 부르기도 한다. 혈액 속 구성요소의 역할을 이렇게 딱 부러지게 세 가지로만 구분하는 방법은 조금 아

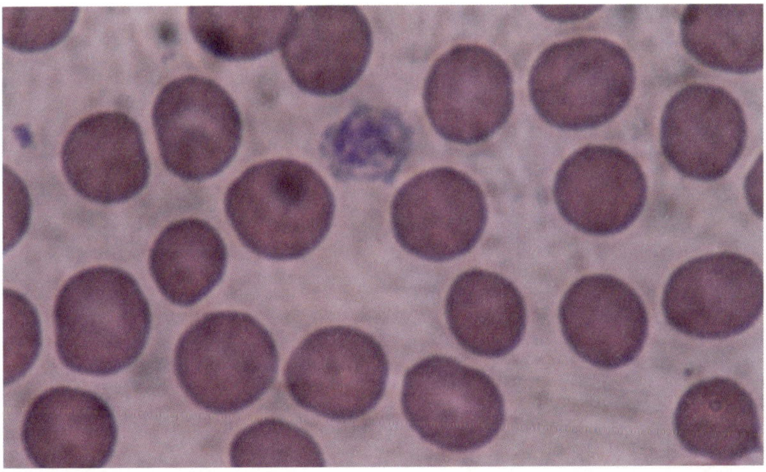

중앙 위쪽에 있는 것이 거대 혈소판이다. 좌측 귀퉁이에 보이는 조그마한 점같이 보이는 물체가 정상 혈소판이다.

쉽게 여겨지기도 한다. 딱히 틀린 것은 아니지만, 자칫하면 착오가 생길 여지가 적지 않기 때문이다. 적혈구나 백혈구, 혈소판의 역할이 저마다 다르고 구성요소도 복잡한데, 이 세 가지를 단순하게 비교해서 이해해버리는 것은 다소 문제가 있다고 여겨진다.

적혈구는 한 가지 세포로만 이루어져 있다. 즉 적혈구는 세포 한 가지를 일컫는 이름이다. 그런데 백혈구는 아니다. 정확히 말하면 '여러 종류의 혈액 속 세포를 총칭'한다. 게다가 혈소판은 세포조차 아니다. 적혈구와 백혈구는 세포로 이루어져 있지만, 혈소판은 골수 속 거대세포가 찢어지면서 생겨난 혈액 속 고형성분이다.

이처럼 적혈구는 한 종류의 세포인데, 이런 단순한 구분법에 익숙한 사람들은 백혈구마저 어떤 특정 세포의 이름이라고 여기는 경우가 적지 않다. 심지어 '혈소판'마저 어떤 세포의 한 종류로 생각하

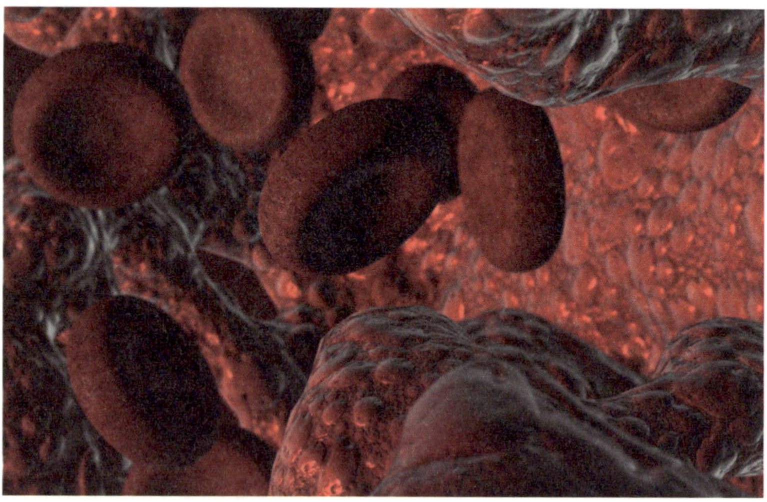

정맥에 떠 있는 적혈구의 3D 이미지

는 일도 심심찮게 볼 수 있다.

백혈구는 실제로 면역과 관계된 경우가 많다. '병과 싸우는 세포'라는 말은 어느 정도 사실이지만, 실제로 면역기능을 '병과 싸우는 백혈구' 한 가지로 이해하기엔 무리가 있다. 백혈구를 비롯해 면역에 관여하는 다양한 세포, 이른바 '면역세포'의 기능에 대해 좀 더 상세히 구분해서 더 알아볼 필요가 있다.

백혈구와 면역세포의 차이점

백혈구를 영어로 루커사이트leukocyte라고 하는데, WBCWhite Blood Cell라는 영문 약자로 쓰는 일도 많다. 말 그대로 흰 혈액세포, 즉 '백혈구'인 셈이다. 혈액의 성분을 나눠보기 위해 '원심분리기'라는 기계로 돌려보면 흰색 층이 생겨난다. 세포 한 종류의 이름이 아니라, 하얗게 생긴 층으로 보이기에 백혈구라는 이름을 붙인 것이다. 따라서 혈액에서 적혈구를 제외한 나머지 모든 세포의 총칭이라고 불러도 큰 문제는 없다.

생명과학자들은 사람들의 이해를 돕기 위해 백혈구와 면역세포의 의미를 구분하지 않기도 하며, 이런 표현이 크게 틀린 것도 아니다. 그러나 혈액 속 '흰 세포'라는 뜻과 면역기능을 가진 세포의 총칭으로써 사용하는 '백혈구'는 그 의미가 같다고 할 수 없으므로 문맥에 따라 받아들일 필요가 있다.

사람의 혈액은 본래 하나의 원천세포에서 분화돼 만들어진다. 이를 '조혈모세포(혈구모세포)'라고 부르는데, 이 세포가 분화하면 크게 두 종류의 세포가 생겨난다. 그중 하나를 '골수구계 전구세포(골수선조세포)'

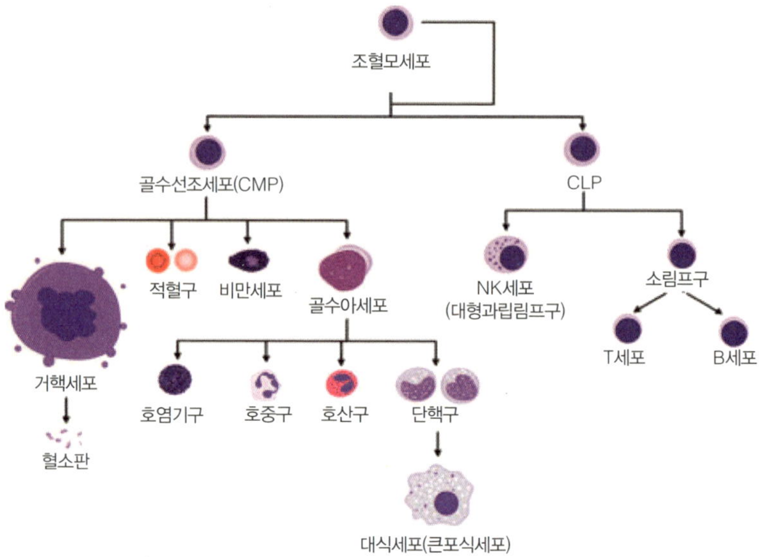

우리 몸속 면역세포는 대부분 '조혈모세포'에서 분리돼 나왔다.

라고 하는데, 이 세포가 다시 여러 개로 나뉘어 우리 몸속을 흐르는 피, 즉 혈액의 기본 성분이 된다.

적혈구가 이때 만들어지며, 거대핵세포(거핵세포)라는 것이 만들어진 다음, 이것이 찢어지면서 혈소판이 생겨난다. 그리고 골수구계 전구세포 중 일부가 '골수모세포(골수아세포)'라는 것으로 바뀌는데, 이 골수모세포가 또다시 분화해서 호중구, 호산구, 호염기구, 단핵구라고 불리는 4가지 세포가 된다. 책이나 자료에 따라서는 골수모세포에서 분화된 이 4가지 세포만을 백혈구라고 부르고, 다른 세포들은 통틀어 그냥 면역세포라고 부르기도 한다.

지금까지 이야기한 세포들은 모두 '후천성 면역'보다는 '선천성

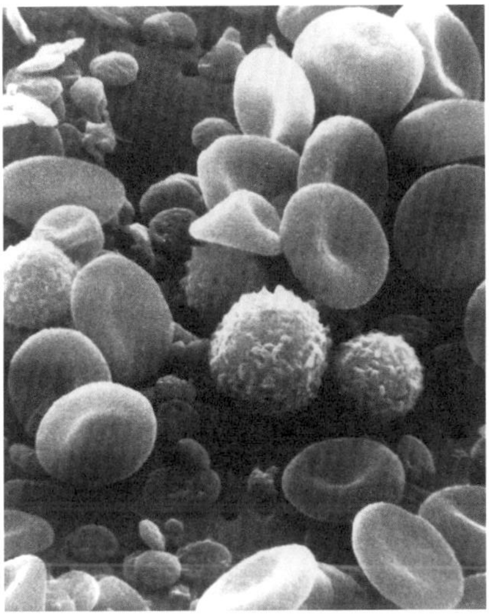

백혈구

면역'과 더 큰 관계가 있다. 병에 걸렸다가 회복되거나, 백신을 맞아 생겨나는 질병에 대한 강력한 대응체계를 '후천성 면역'이라고 부른다. 반대로 우리가 태어날 때부터 가지고 있는 병원체에 대한 대응능력이 '선천성 면역'이다. 이 기능의 핵심에 있는 것이 골수모세포로부터 다시금 태어난 이 네 종류의 세포다. 이 중 숫자가 가장 많은 것이 호중구인데, 혈액 속 전체 백혈구의 50~70%를 차지할 정도로 수가 많아서 백혈구라고 하면 사실 호중구를 생각하는 사람도 적지 않다. 흔히 우리가 '백혈구 수치를 검사한다'고 할 때는 이 중 가장 수가 많은 호중구 수치를 기준으로 할 때도 있으므로 알아둘 필요가 있다.

호중구는 병원체가 몸에 들어오면 선봉에 나서서 싸우는데, 감염 부위로 곧바로 이동한다. 직접 병원체를 잡아먹기도 하고, 병원체와 싸울 수 있는 물질을 분비하기도 한다. 이 과정에서 우리 몸속 조직이 손상을 입기도 하는데, 소탕이 끝난 다음엔 재생을 시작할 수 있도록 시작 신호를 보내주기도 한다. 이물질과 싸우고 나면 생겨나는 잔해(병원체의 사체 등)는 고름 형태로 배출한다. 또한 호산구는 기생충이나 알레르기 반응에 관여하며, 호염기구는 염증반응을 일으킨다. 호염기구는 골수모세포에서 생겨나는 또 다른 백혈구 종류인 '비만세포'와 연계해 염증반응을 한층 강하게 만들기도 한다. 염증과 관련이 있는 만큼 호산구와 함께 알레르기 반응의 원인이 되기도 한다.

단핵구는 다시 한번 '큰포식세포'로 바뀌는데, 포식작용을 하며 우리 몸속 여러 조직에서 활약한다. 이 세포는 사람 몸속 여러 곳에서 일하며, 그때마다 이름이 달라진다. 뼛속에서 활동하면 '뼈파괴세포'라고 부르는데, 뼛속의 이물질과 죽은 조직을 제거해 뼈를 건강

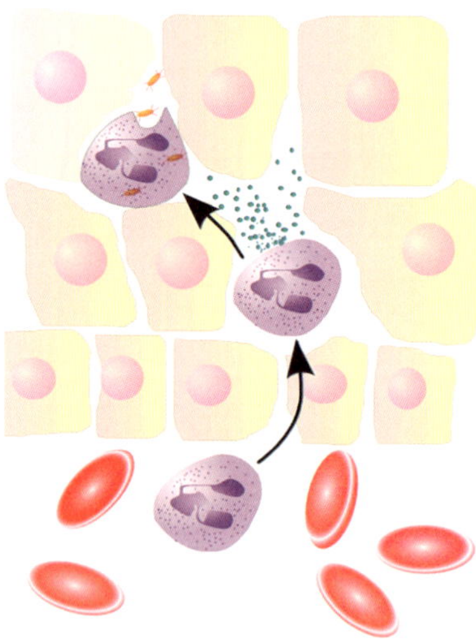

호중구는 세포 사이 결합을 끊어 이동하기 쉽게 단백질 가수분해 효소를 분비하면서 혈관에서 기질로 이동한다. 세균에 감염된 부위에서 호중구는 식세포 작용을 통하여 세균을 포식한다.

하게 유지해준다. 중추신경 속에서 비슷한 역할을 하면 미세아교세포라고 부르고, 간 속에서 활약하면 쿠퍼세포라고도 한다. 여러 인체 조직을 연결해주는 '결합 조직' 속에 있으면 '조직구'라고 불린다.

혈액의 주요 성분을 만드는 '골수구계 전구세포' 이외에 또 다른 세포가 하나 더 있는데, '림프구계 전구세포'라고 불린다. 여기서 갈라져 나온 면역세포 중 우선 알아두어야 할 것이 '자연살해세포'로, 흔히 NK세포라고 부른다. 특정 병원체를 기억하는 기능이 없어서 선천성 면역으로 구분한다. 첨단 암치료 기법에 대해 이야기할 때 자

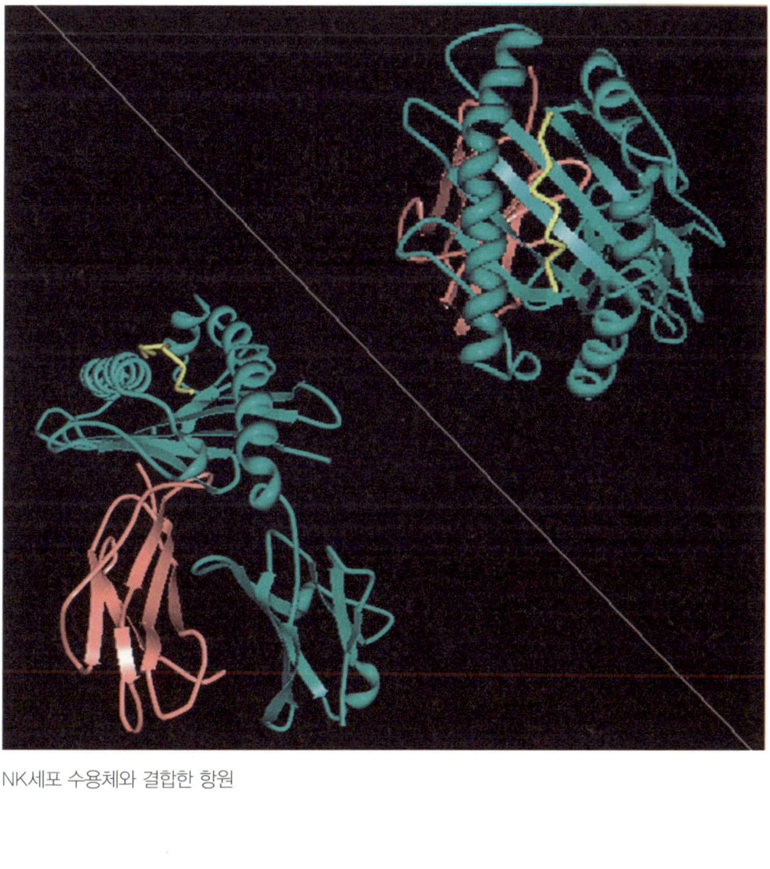

NK세포 수용체와 결합한 항원

주 등장하는 것이 바로 이 NK세포다. 말 그대로 NK세포는 암세포를 죽이는 기능이 있으며, 병원체에 감염되어버려 되돌릴 수 없는 우리 몸속 세포를 죽이는 일도 한다. 부작용이 없는 항암제나 각종 치료제 개발과정에서 자주 응용되기 때문에 신문이나 방송에 자주 등장한다. 현재 NK세포를 외부에서 대량으로 배양해 암치료제로 사용하는 방법, 인체 내의 NK세포가 암세포를 효과적으로 추적해 죽이도록 유도하는 방법 등 다양한 암치료 방법이 연구되고 있다. 미래 암치료 기법의 한 축이 되는 것만큼은 분명해 보인다.

T세포, B세포가 중요한 이유는 무엇일까?

최근 코로나19 사태 이후 백신이 주목받으면서 신문이나 잡지, TV 등의 매체에서 새삼 자주 언급되고 있는 것이 T림프구 세포(T세포)와 B림프구 세포(B세포)다. 이 두 가지 세포가 이른바 '후천성 면역'의 기능을 조절하는 핵심이기 때문이다.

T세포는 다시 △도움 T세포와 △세포독성 T세포, △기억 T세포, △조절 T세포 등으로 나뉜다. 도움 T세포는 우리 몸에 항원, 즉 병원체가 들어왔을 때 그것을 인식하고, 이에 대응하는 항체를 만드는 데 도움을 준다. 이렇게 이야기하면 보조적인 역할을 하는 것 같지만, 가장 먼저 항원을 인식해 다른 면역세포들과 함께 항체 반응 시스템을 끌어내는 것이므로 마치 전체 시스템의 사령관 같은 일을 한다고 볼 수 있다. 도움 T세포가 일하지 않으면 우리 몸은 사실상 후천성 면역을 만들지 못한다. AIDS 바이러스인 'HIV'가 이 세포를 공격하는 것으로 알려져 있다.

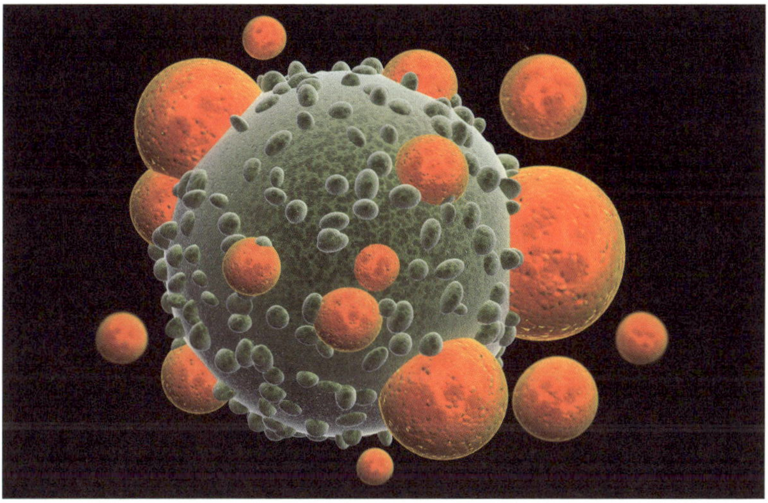

우리 몸속 면역세포 중 하나인 T세포가 암세포를 공격하는 모습을 나타낸 그래픽

여러 T세포 중 '세포독성 T세포'는 감염된 세포나 유전자 변이 등을 일으킨 세포를 제거하는 일을 한다. 사실상 자연살해세포(NK세포)와 하는 일이 비슷한데, 항체를 이용해 감염 세포의 형태를 기억하기 때문에 일단 한 번 겪었던 질병이라면 훨씬 강력한 힘을 발휘한다.

이 밖에 기억 T세포라고 부르는 종류는 사실 도움 T세포나 세포독성 T세포 중 일부가 침입했던 병원체에 대한 정보를 기억한 채 동면에 들어간 경우다. 다음에 같은 병원체가 들어오면 재빨리 깨어나 가진 정보를 퍼뜨려 T세포들이 더욱 빠른 속도와 강력한 힘으로 공격할 수 있게 돕는 일을 한다.

그 외에 조절 T세포라는 것도 있는데, 여러 가지 T세포들의 '헌병'과 같은 임무를 맡고 있다. 자가면역질환을 억제하고, 다른 T세포가 병원체와 싸우다가 과다하게 반응해 주위의 정상적인 세포를 공격하지 못하도록 막는 역할도 하고 있다.

이처럼 T세포는 여러 종류가 합심해 우리 몸속 병을 물리치는 데 앞장서고 있다. T세포의 기능을 이용해 1인 맞춤형 암치료제를 개발한 사례도 있다. 글로벌 제약사 노바티스가 2017년 개발한 항암면역치료제 '킴리아'가 대표적인데, 국내에서는 2021년 3월 '1호 첨단바이오의약품'으로 승인받았다. 환자의 혈액에서 뽑은 T세포에 암세포를 인지하는 유전자CAR를 발현시키고, 이를 배양해 환자 몸에 다시 투입함으로써 암세포를 파괴하도록 하는 원리다. 암세포를 항원으로 인식시켜 면역기능을 이용해 몰아내는 식이다. 이 치료제는 말기 혈액암 환자들의 마지막 희망으로 여겨지고 있으나, 주사 한 대에 수억 원에 달하는 치료비 때문에 건강보험 적용이 반드시 필요하다는 의견이 높다. 재정상의 문제로 2022년 2월 현재 건강보험공단과 제

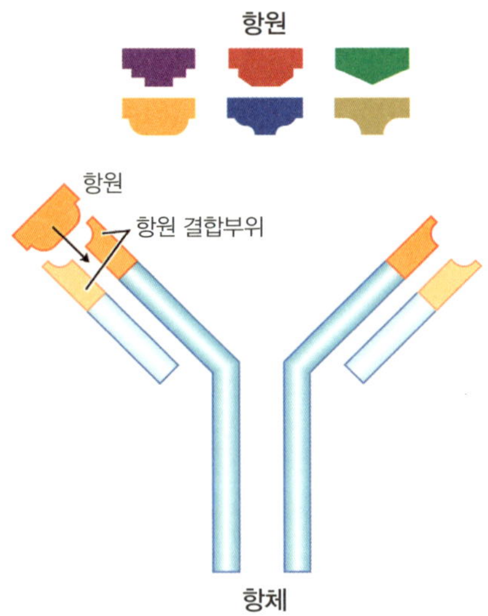

항원에 결합하는 항체의 개략도

약회사 간의 막판 가격 협상이 진행 중인 것으로 알려져 있다.

이제 B세포에 대해 알아보자. B세포는 사실상 백신 기능의 핵심이다. 항체를 생산하는 공장이기 때문이다. 항체는 우리 몸속 단백질 조직으로, 몸 밖에서 항원(병원체)이 들어오면 항체가 이에 대응해 병을 물리친다. 백신을 맞아 '항체가 생겼다'는 말은 이 경우를 두고 하는 말이다. 즉 우리 몸에 병원체가 들어오면 B세포가 여러 종류의 항체를 생산하고, 항체들은 병원체와 직접 반응하여 병원체를 무력화한다(체액성 면역). 또 T세포나 NK세포들이 병원체에 감염된 세포들을 공격하여(세포성 면역) 병원체의 생산과 확산을 막는 역할을 한다.

그렇다면 B세포가 만드는 항체는 어떻게 작용하는 것일까. 항체는 현미경으로 보면 Y자 모양으로 생겼는데, 이 Y자 끝에 붙은 갈고리 덕분에 항체는 항원, 즉 병원체의 표면에 달라붙을 수 있다. 혈액 속에 존재하다가 병원체가 들어오면 그 주위에 달라붙으면서 둘러싸게 된다.

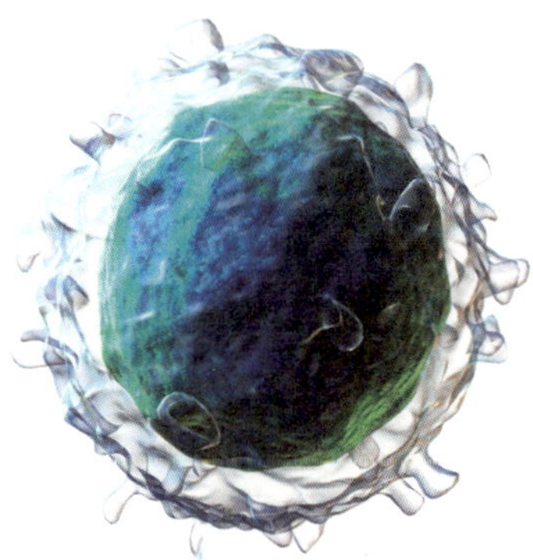

B세포의 3D 그래픽 이미지

항체에 둘러싸인 병원체는 제대로 활동하기가 어려워지므로 세포를 찾아 들어가지 못해 결국 죽는 경우가 많다. 항체는 '보체'라는 작은 드릴 같은 분자를 활성화해 병원체에 구멍을 내 터져 죽게 하기도 한다. 또한, 호중구 같은 대식세포들이 항체가 달라붙어 있는 항원(병원체)을 순식간에 찾아내 공격할 수 있다. 낯선 침입자를 경찰이 찾아내기 쉽게 지명수배하는 것과 마찬가지다. 즉 어떤 병원체를 공격할지 T세포가 결정하면, B세포가 만든 항체가 달려들어, 우리 몸속의 다른 면역세포들과 함께 합심해서 병원체를 공격하는 시스템이다.

여기서 조금 더 들어가면 세포성 면역, 체액성 면역이라는 이야기가 나오는데, 이 역시 T세포, B세포와 관계가 있다. B세포는 항원 항체 반응과 더 큰 관계가 있다. B세포가 만드는 항체가 항원과 결합해 바이러스가 인체세포 내로 침입하는 것을 막는 과정이다. 반대로 세포성 면역은 T세포가 직접 화학물질을 분비해 감염된 세포를 제거하는 과정을 뜻한다. 즉 세균에 감염됐을 때는 체액성 면역만을 유도해도 효과를 기대할 수 있지만, 바이러스는 인간의 몸속으로 들어오면 주로 세포 속에 숨어들어 자가복제를 하므로, 이를 완전히 물리치는 데 T세포가 중요한 역할을 한다.

우리 몸속 항체는 5종류

우리 몸속 항체는 5종류가 있다. 그중 가장 중요한 것으로 '면역글로불린G'가 꼽히는데, 보통 IgG라고 적는다. 그 밖에 IgM면역글로불린M, IgA면역글로불린A, IgE면역글로불린E, IgD면역글로불린D가 있다. 이 중 치료나 예방 과정에서 중요하게 여기는 것은 면역글로불린G다. 우리 몸속 항

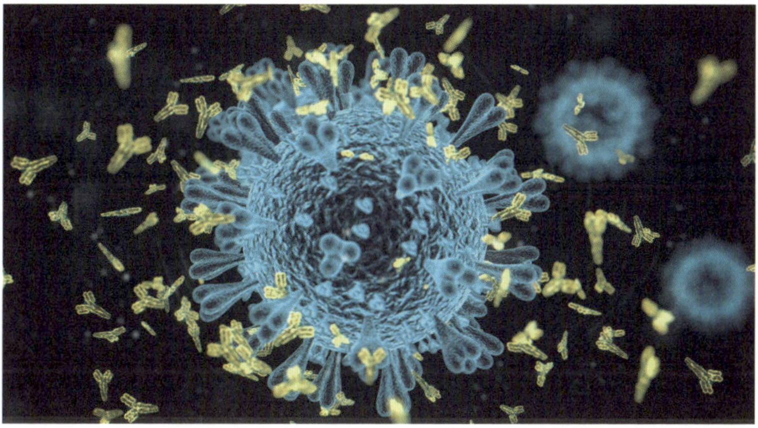

우리 몸속에 들어온 병원체를 항체가 감싸고 있는 모습

체의 대부분은 면역글로불린G인데, 전체 면역글로불린의 약 75%를 차지한다.

면역글로불린G는 체액성 면역을 담당하는 주요 면역글로불린으로, 침입한 병원체에 결합하여 병원체를 고정·응집시킨다. 포식세포의 탐식을 유도해 병원체를 제거하고, 면역단백질을 이용해 병원체를 제거하는 데 관여하기도 한다. 병원체와 독소에 결합하여 이들을 중화시키는 일도 맡고 있다. 또한, 면역글로불린G는 세포 내 단백질 분해를 매개함으로써 세포 내에 있는 병원체를 제거하기도 한다. 백신과 별도로 면역글로불린G를 치료제로 맞는 경우도 많은데, 자가면역질환, 중증감염증, 골수이식 등 면역·감염과 관련된 질환에 폭넓게 처방된다. 태반을 통과할 수 있으므로 부모로부터 물려받는 유일한 후천성 면역물질이기도 하며, 신생아의 체액성 면역 형성에도 크게 관여한다.

면역글로불린M은 고분자 단백으로, 마크로글로불린이라고도 불린다. Y자 갈고리 5개가 연결된 형태인데, 전체의 10% 정도를 차지하며 빠른 초기면역을 이끄는 효과가 있다. 면역글로불린M은 비율이 10~15% 정도로, 침이나 눈물 등 점막 부위의 면역에 관여하는 것으로 알려져 있다. 면역글로불린E나 면역글로불린D는 우리 몸속에서 대단히 극미량이 존재하며, 아직 정확한 역할 등이 알려지지 않은 것도 많다. 알레르기 증상에 관여하거나, B세포의 기능을 보조하는 등의 역할을 하는 것으로 보인다.

이 밖에 '사이토카인Cytokine'은 세포 신호화cell signalling에 중요한 역할을 하는 것으로 알려져 있다. 사이토카인은 세포로부터 분비된 후 다른 세포나 분비한 세포 자신에게 영향을 준다. 대식세포의 증식을 유도하거나 분비세포 자신의 분화를 촉진하기도 한다. 예를 들어 사이토카인의 한 종류인 IL-1α나 IL-1β는 백혈구 중 대식세포, 그리고 암 제거세포로 불리는 'NK세포'의 독성을 촉진시키는 것으로 알려

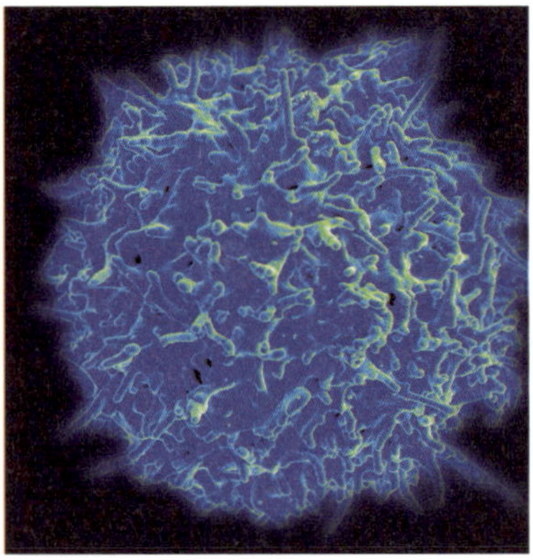

T세포의 전자현미경 사진

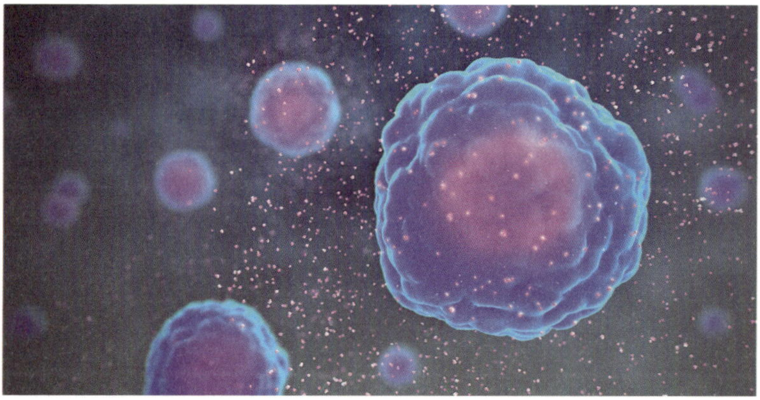

사이토카인 분비를 보여주는 3D 그래픽 이미지

져 있다. 앞서 이야기한 것처럼 B세포의 항원항체 반응 역시 T세포의 지시를 따른다. 즉 T세포는 사이토카인을 통해 다양한 면역세포의 활약을 총지휘한다고 볼 수 있다.

사이토카인은 우리 몸에 꼭 필요한 세포지만, 항상 그런 것은 아니다. 때에 따라서는 우리 몸을 공격하는 칼날이 되어 돌아오기도 한다. '사이토카인 폭풍Cytokine Storm'이 일어날 때도 있기 때문이다. '사이토카인 방출 증후군'이라고 부르기도 하는데, 이는 면역기능이 뛰어난 젊은 층에서 주로 볼 수 있는 증상이다. 이 증상은 외부에서 침투한 병원체에 대항하기 위한 인체 내 면역체계의 과도한 반응이 정상세포까지 공격하여 일어나는 사이토카인의 과잉 증식 현상이다. 당연히 대식세포나 NK세포 등의 증식이 일어나고, 따라서 급성 염증반응이나 고열과 같은 증상이 과도하게 일어나는 반응이다. 이 과정에서 목숨을 잃는 경우도 적지 않게 보고되고 있다. 코로나19 초창기에 이 같은 증상으로 젊은 층의 사망이 보고되면서 사회적인 파장을

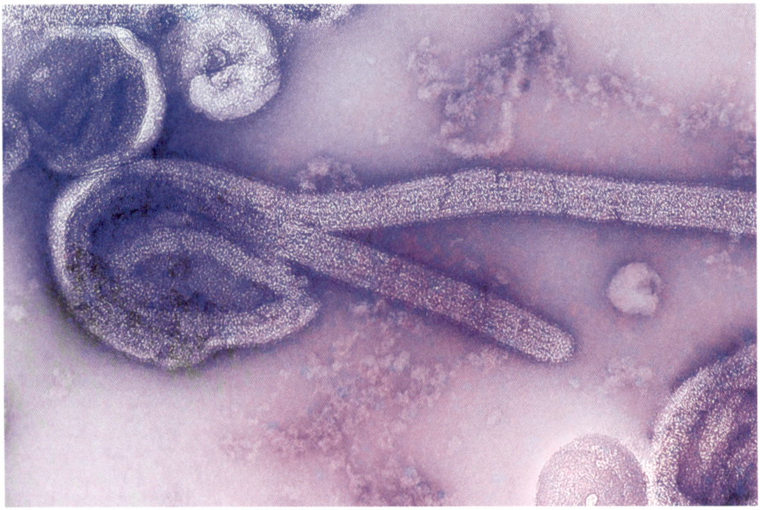

에볼라바이러스

일으키기도 했다. 스페인 독감 유행 당시에도 이 증상으로 많은 젊은 사람이 목숨을 잃었는데, 25~45세의 건장한 사람들이 높은 사망률을 보인 주원인으로 사이토카인 폭풍이 꼽혔다. 조류독감H5N1, 에볼라, 메르스 등에서도 이 같은 증상이 자주 보고되었다.

면역은 결국 인체가 병과 싸우는 기전을 연구하는 것이다. 흔히 면역이라고 하면 질병의 예방만을 생각하지만, 인간이 가진 기본적인 면역을 이용해 질병을 치료하는 '면역치료제' 시장도 차츰 발전하고 있다. 즉 면역은 질병의 예방과 치료에서 가장 강력하면서도 부작용이 적은 방법으로 주목받는 의료 분야의 신기술이다. 전체적인 기능은 어느 정도 윤곽을 드러냈지만, 분명 아직 미지의 분야이기도 하다. 하루가 멀다고 면역과 관련된 새로운 사실이 발견되고 있으며, 그 원리를 채용한 백신과 신약 개발 역시 계속 이어지고 있다.

Shot 3 백신의 종류, 어떻게 구분할까

항원 형태로 구분해본 백신의 형태

흔히 '예방주사'나 '예방접종'이라는 말이 '백신' 대신 쓰이곤 한다. 사실상 백신과 같은 의미로 쓰이는 경우가 많지만, 정확한 의미에선 다소 차이가 있다.

능동면역이 아닌 수동면역을 기대하고 항체를 미리 주사로 맞는 경우처럼, 전형적인 항원항체 반응을 기대하고 사용하지 않을 때도 많기 때문이다. 정맥 내에 면역글로불린이나 단클론항체(단 하나의 항원 부

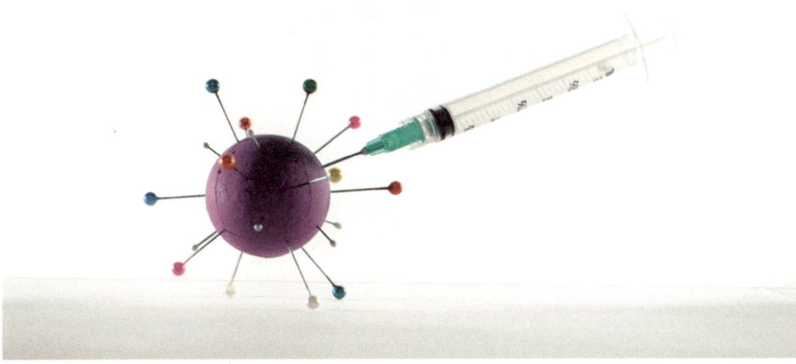

흔히 '예방주사'나 '예방접종'이라는 말이 '백신' 대신 쓰이곤 한다.

위에만 항체 반응을 일으키는 항체)를 사용하는 경우다. 그 밖에 치료제를 예방 목적으로 사용할 때도 있다. 말라리아를 예방하기 위해 여행 기간 치료제를 정기적으로 투여하기도 한다. 이런 경우는 백신이라고 보기 어렵지만, 실제로 질병을 예방하는 효과가 있고 대중적으로도 '예방주사'나 '예방약'이라고 불리므로 구분해서 보아야 한다.

이와 달리 백신vaccine은 인체의 후천성 면역, 이른바 '능동면역'을 끌어내기 위한 경우를 한정해서 말한다. 백신의 필수 조건은 두 가지다. 첫째는 '백신 자체가 감염의 원인이 되지 말아야 한다'는 점이다. 코로나19 백신을 맞았는데 도리어 코로나19에 감염된다면 어불성설이기 때문이다. 둘째, 병원체를 중화시키거나 억제하는 항체가 B세포에서 생겨나도록 유도할 수 있어야 하고, T세포의 활성화도 유도해야 한다. 말이 어렵지만 결국 '우리 몸에 안전하고, 항체도 잘 생겨나야' 좋은 백신이라는 의미다. 이런 백신은 예방할 병원체, 즉 항원에 따라 다양한 개발과정을 거치면서 여러 가지로 나뉘게 된다. 각각의 백신 종류에 대해서는 다음 장에서 상세히 이야기하기로 하고, 여기서는 여러 백신의 기본적인 구분 방법에 대해 알아보자.

'생백신'은 정말 '사백신'보다 위험할까?

백신의 목적은 능동면역, 즉 후천성 면역을 얻는 것이다. 가장 단순한 방법은 그 병에 직접 걸렸다가 낫는 것이다. 우리 몸은 병원체가 들어오면 선천성 면역을 통해 병과 싸우기 시작하고, 그사이 면역세포들이 자연스럽게 후천성 면역을 획득해 결국 병을 몰아낸다. 어릴 적에 홍역을 한 번 앓았던 사람은 평생 홍역에 걸리지 않는 것도

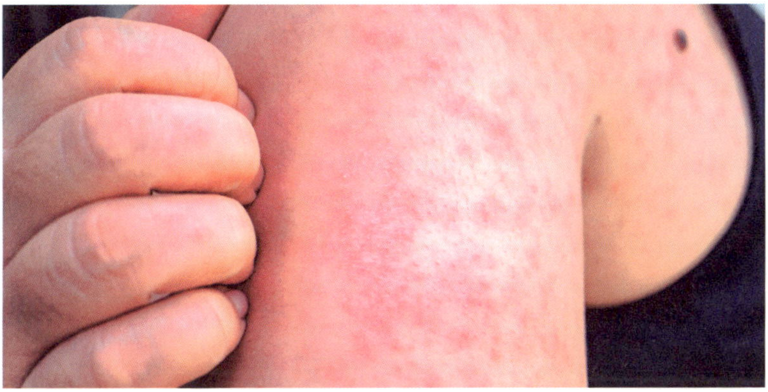

홍역은 백신으로 일평생 예방할 수 있는 대표적인 질환이다.

이와 비슷하다. 하지만 이렇게 모든 병에 걸렸다가 회복되면서 충분한 면역을 확보하는 방법은 안전성을 장담하기 어렵다. '자연적인 면역력을 키우는 것이 더 건강하다'면서 백신 접종을 거부하는 사람들을 간혹 볼 수 있는데, 이는 과학적인 사고라고 볼 수 없다. 병에 걸리지 않는 건강한 몸이 되기 위해 일부러 병에 걸리도록 방치하는 것은 어불성설일 뿐이다.

그렇다면 병원체를 아주 약하게 만들면 어떨까. 병원체가 우리 몸에 들어와 능동면역을 얻기는 하지만, 증세가 거의 나타나지 않을 정도로 병원체의 힘을 약화시켜 주사제로 만들어 맞으면 효과가 있지 않을까? 이 방법을 흔히 '생백신'이라고 부르는데, 의학계에서는 '약독화 백신Live Attenuated Vaccine'이라는 명칭을 자주 사용한다. 이 경우 병원체 자체의 '힘'을 약하게 만들었다고 생각할 수 있는데, 실제로 독성을 약하게 만든 것과 병원체 그 자체의 힘을 약하게 만드는 것은 다른 이야기다. '약화弱化'가 아니라 '약독화弱毒化'라는 말을 쓰는 이유

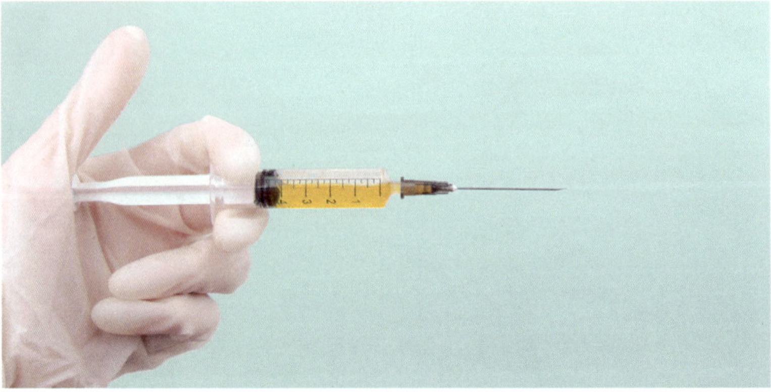

과거 약독화 백신을 만들 때는 야생의 병원체를 단순히 묽게 만들어 사용하기도 했다.

는 아마도, 바이러스 등이 생명체가 아닌 병원체라서 살아있는 생명체에 사용해야 할 '약화'나 '생生'이라는 단어를 쓰지 않는 것이 더 정확한 표현이라고 생각하기 때문으로 보인다. 실제로 병원체 자체는 건강하지만, 감염성만 제거한 상태에서 백신으로 사용하는 경우도 적지 않기 때문에 여러 의미에서 '약화'보다는 '약독화'가 더 정확한 표현이라고 여겨진다.

과거 약독화 백신을 만들 때는 야생의 병원체를 단순히 묽게 만들어 사용하기도 했다. 그러나 이 경우 위험을 완전히 차단하기는 어려웠다. 특정 질환은 극미량의 병원체만 들어와도 빠르게 증식하며 감염을 일으켜서 이 방법으로는 한계가 있기 때문이다. 이 때문에 아직도 '생백신은 위험하다'고 생각하기도 하는데, 최근에는 세균 또는 바이러스 등의 병원체를 실험실에서 변형해 만드는 경우가 많다. 이렇게 하면 실제로 질병을 일으킬 위험은 사실상 거의 없다고 볼 수 있다.

약독화 백신 중 바이러스 질환에 쓰이는 것은 홍역이나 볼거리, 풍진 등의 백신이 대표적인데, 이 3가지를 하나로 합친 'MMR'이라는 혼합 백신도 있다. 수두나 황열 백신도 모두 약독화 백신의 일종이다. 인플루엔자(독감)도 여러 가지 백신이 나와 있는데, 코점막에 뿌리는 방식의 백신은 약독화 백신으로 만든다. 세균성 질환도 약독화 백신으로 만드는 경우가 있는데, 결핵을 예방하는 약독화 백신인 BCG가 대표적이다. 이 밖에 살모넬라균에 감염되어 생기는 '장티푸스'도 있는데, 드물게 약으로 먹는 '경구용 백신'으로 나와 있다.

백신 제조법 중 약독화 백신만큼이나 대표적인 것이 이른바 '불활성화 백신'일 것이다. 흔히 '사백신'이라고 부르는 방법으로, 병원체를 말 그대로 '더는 활동하지 못하게' 만든 것이다. '완전히 죽였느냐'보다, '더 이상 증식하지 못하게 했느냐'를 기준으로 한다. 이 역시 바이러스 등 살아있는 생명체가 아닌 병원체이기 때문에 불활성화 백신이라고 부르는 것이 더 정확한 명칭이라고 생각된다.

불활성화 방법은 열이나 방사선, 폼알데하이드formaldehyde 등을 두루 이용하는데, 병원체 자체의 생명현상을 완전히 정지시키는지(죽였는지) 여부보다는 증식하지 못하도록 막는 것이 더 중요하다. 바이러스나 독소 등은 생명체가 아니며, 따라서 살아있다고 보기 어렵지만 그래도 질병의 원인이 되기 때문이다.

약독화 백신은 비록 약독화했다고 해도 제한된 감염과 가벼운 증상을 일으키는 경우가 있다. 그러나 불활성화 백신은 살아있는 병원체를 사용하지 않아 이런 우려가 적다. 다만 병원체를 불활성화했을 경우, 병원체의 감염을 일으키는 부분 이외의 모든 부속 단백질에 대한 항체도 같이 유도될 수 있다. 면역이 한 곳에 집중되지 않고 뭉뚱그려 진행되는 식이다. 따라서 상대적으로 능동면역이 약하게 일어나고, 면역 기간도 짧은 편이다. 이런 문제는 백신을 여러 차례 맞는 것으로 보완할 수 있다. 다만 이물질이 상대적으로 많아서 알레르기 반응과 쇼크 등을 사전에 예측하기 어려운 것이 단점이다. 사백신은 바이러스 질환인 뇌염과 광견병, A형 간염, 인플루엔자 백신, 유행성 출혈열 등이 자주 쓰인다. 세균 질환인 백일해, 장티푸스(주사제), 콜레라 등에도 효과가 있다.

전통 백신의 한계를 극복한 '재조합 백신'

'백신은 생백신과 사백신으로 나뉜다'고 이야기하는 경우를 자주 볼 수 있다. 백신을 크게 '약독화 백신'과 '불활성화 백신Inactivated Vaccine' 두 종류로 구분하는 경우인데, 이 기준에 따르면 약독화 백신이 아닌 모든 백신은 불활성화 백신으로 볼 수 있는 셈이다. 하지만

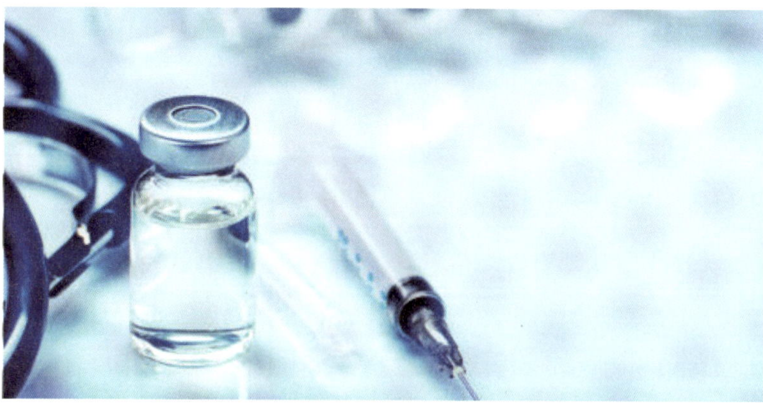

백신은 보통 주사 형태로 투여하지만 드물게 코에 뿌리거나 먹는 형태도 존재한다.

현대에 들어 다양한 백신 제조방법이 생겨나면서, 꼭 이대로 구분하기가 모호해 추가로 다양한 명칭이 쓰이고 있다. 병원체 성분 일부만을 추출해서 사용하거나, 혹은 병원체 성분 중 일부를 인위적으로 제조해 만든 백신을 불활성화 백신으로 보아야 할지 그 구분이 모호해지기 때문이다.

예를 들어 디프테리아나 파상풍 같은 질환은 세균에서 생겨나는 독소toxin 자체가 질병을 일으키는 경우로, 독소 그 자체를 항원으로 삼아 항체가 생겨나면 증세를 예방할 수 있다. 이 독소 자체도 열과 화학물질로 불활성화할 수 있는데, 이것을 톡소이드(변성독소) 백신이라고 부른다. 독소이긴 하지만 일단 불활성화 과정을 거쳤기에 불활성화 백신으로 구분하기도 하는데, 병원체 자체를 불활성화한 경우와 다르므로 구분이 필요하다.

'재조합 백신' 역시 빼놓을 수 없는 중요한 기술이다. 안전성이 뛰어나고, 부작용 역시 적어서 현대에 백신을 개발할 때 자주 사용하는

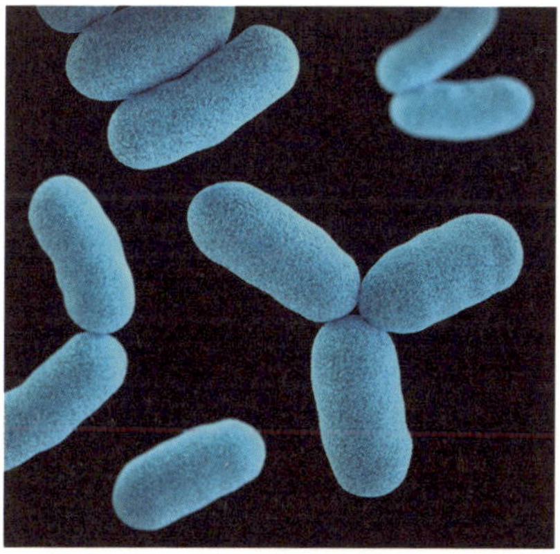

디프테리아 박테리아

방법이다. 코로나19 백신 중에서는 '노바백스'가 재조합 백신에 해당한다. 재조합 백신 역시 여러 가지 변종이 있다. 대표적인 것으로 '아단위 백신Subunit Vaccine'을 꼽을 수 있는데, 한국어로 '특이항원 추출 백신'이라고 부르기도 한다. 병원체의 구성성분 중 면역을 유도할 수 있는 성분(항원)만을 추출해 사용하는 백신이다. 병원체의 표피나 세포막 중 일부 성분(특정 단백질 조각 등)을 이용해 능동면역을 얻는 식이라서 아단위단백질 백신Protein Subunit Vaccine이라고 부르기도 한다. 제조 과정에서 병원체의 유전자를 재조합할 필요가 있다. 필요 성분이 적어서 전통적인 불활성화 백신과 비교하면 부작용이 적은 것이 장점으로, 백일해나 말라리아, 인플루엔자 백신 등을 만들 때 주로 사용한다.

이 밖에 아단위단백질 백신의 일종으로 '바이러스 유사입자 백신VLP'도 있다. 이름 그대로 항원과 굉장히 유사한 형태를 띤 재조합 단백질이다. 실제 바이러스가 아니라 바이러스의 외부 표피를 흉내 내 만든 입자를 이용해 면역을 기대하는 식이다. B형 간염 백신, 자궁경부암 백신 등을 이 방법으로 만든다.

생명과학의 총아, 유전자 백신

생명과학이 지속해서 발전하면서 이른바 '유전자 전달 백신'이 등장하기 시작했다. 세균이나 바이러스의 유전자를 재조합하거나, 사람의 세포를 이용해 필요한 항원을 직접 생산하도록 만드는 방법이다. 최근 코로나19로 인해 유전자 전달 기술을 이용한 백신이 부쩍 주목받고 있다.

현재까지 실용화된 유전자 전달 백신의 종류는 크게 두 가지로 볼 수 있는데, 우선 '바이러스벡터 백신Virus Vector Vaccine'을 꼽을 수 있다. 이 방법은 바이러스가 세포를 침투해 들어간 다음, 세포의 단백질 생산능력을 이용해 항원을 생산하는 원리를 이용한 것이다. 감염성을 제거한, 항원 단백질을 생산할 수 있는 유전물질을 안전한 다른 바이러스의 껍질(벡터)에 집어넣어 만든다. 아스트라제네카에서 개발한 코로나19 백신이 이 방법으로 개발되었다.

이보다 한발 진보한 것이 '핵산 백신'이다. DNA(유전자) 또는 mRNA(유전정보 전달물질)를 이용하는 방법으로, 병원체의 항원에 해당하는 정보를 담고 있는 유전물질을 직접 우리 몸에 주입한다. 이렇게 되면 세포 안에서 해당 병원체의 항원 단백질이 합성된다. 이 역시 바이러스벡터 백신과 비슷하게 우리 몸속 세포가 필요로 하는 항원을 생산하게 된다. 원리 면에서 가장 이상적이고 부작용 역시 적은 방법이지만, 그간 연구개발이 더디다가 코로나19 백신 개발과정에서 실용화된 최신 기술이다. 미국의 화이자, 모더나에서 개발한 코로나19 백신

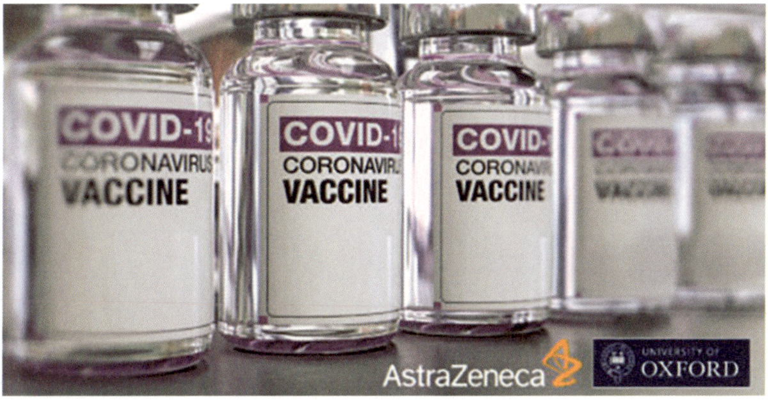

국내에서 사용 중인 아스트라제네카 코로나19 백신은 바이러스벡터 백신이다. © 아스트라제네카

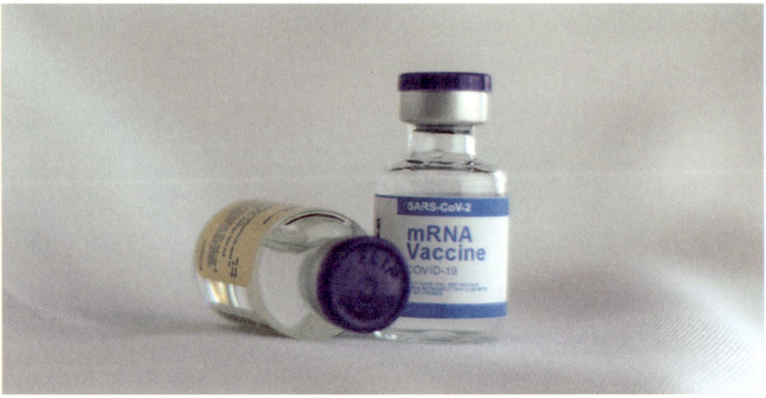

mRNA를 이용한 핵산 백신

이 mRNA를 이용해 만들었다. 이런 점을 보면 유전공학 백신은 어찌 보면 바이러스나 유전물질을 이용해 약독화 백신을 우리 몸속 세포에서 직접 생산하도록 만드는 방법이라고 생각해볼 수 있다.

백신의 종류를 구분해보면 질병과 싸워온 인류 생명과학의 발전 역사를 어느 정도 가늠해볼 수 있다. 앞으로 인류의 가장 큰 숙적인 암은 물론 당뇨, 치매 등의 질환에 대한 백신도 핵산 백신과 같은 신기술을 통해 차츰 개발될 것으로 기대된다. 비약적으로 발전하고 있는 인간 유전자 연구를 통해 인류가 지금보다 훨씬 더 건강한 삶을 영위할 수 있기를 기대해본다.

Booster Shot

델타 거쳐 오미크론, 코로나19 앞으로 어떻게 바뀔까

코로나19로 전 세계가 고통받고 있다. 코로나19는 과거부터 우리에게 널리 알려져 있던 코로나바이러스의 새로운 종류인데, 갑자기 높은 치사율과 전염성을 갖고 전 세계적으로 퍼져 나간 것이다.

흔히 코로나19의 원인은 코로나바이러스라고들 한다. 그렇다면 코로나바이러스는 어떤 바이러스일까. 최초의 코로나바이러스는 1931년 미국 노스다코타주에서 발견됐다. 닭들 사이에서 새로운 유형의 상부 호흡기 질환이 처음 보고됐는데, 원인 병원체가 바이러스라는 것이 2년 후 밝혀졌다. 다시 3년 후인 1936년, 이 질병과 바이러스는 일반적인 바이러스성 질병과는 다른 것이라는 사실도 알려졌다. 현대 같으면 빠른 분석이 가능한 일이지만 당시로서는 바이러스의 종류를 식별하

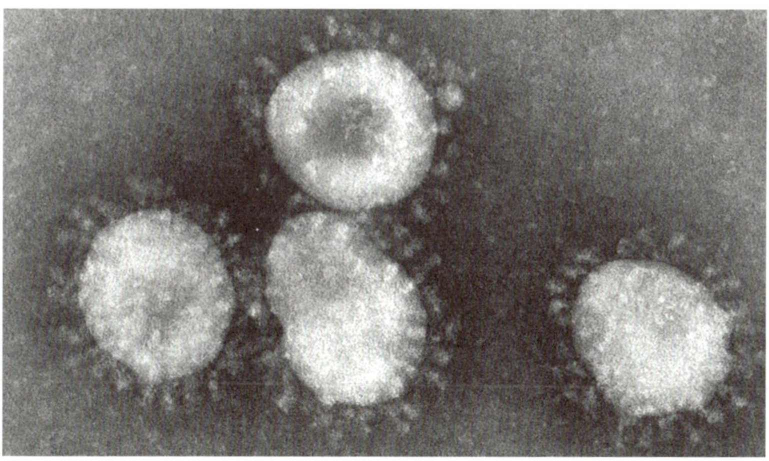

코로나바이러스

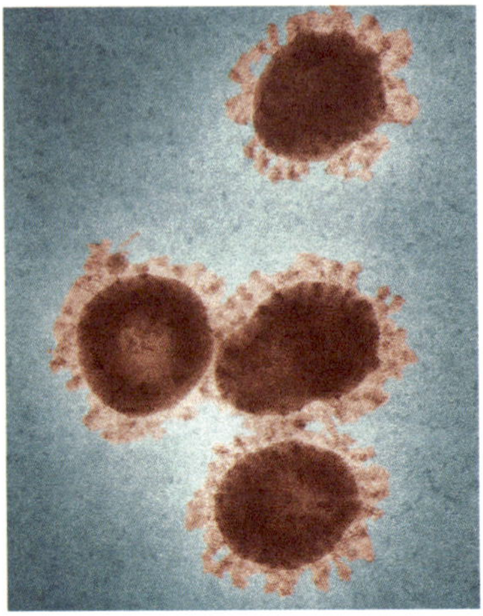

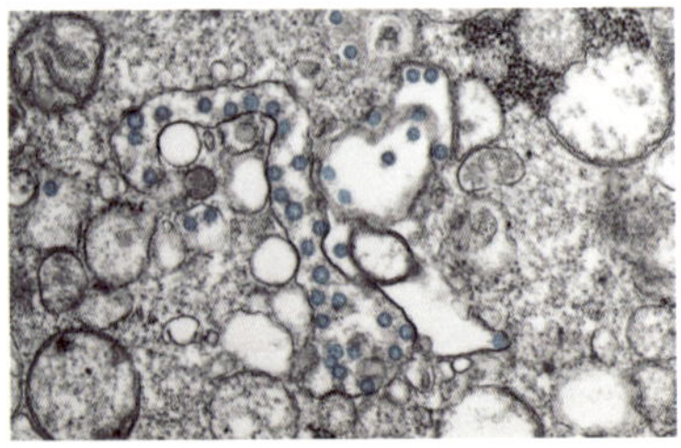

2019년 미국 사례에서 발견한 첫 번째 Covid-19 현미경 이미지

1975년 발견된 오리지널 코로나바이러스

는 것이 쉽지 않았다. 처음에는 전염성 기관지염 바이러스IBV라는 이름으로 불리다가 나중에 조류 코로나바이러스Avian Coronavirus로 이름이 변경되었다. 인류가 코로나바이러스의 일종을 처음 확인한 것이다.

코로나19는 감기의 일종?

이후 여러 종류의 코로나바이러스를 발견하게 되면서, '코로나바이러스'라는 말은 코로나바이러스아과Coronavirinae에 속하는 RNA 바이러스의 총칭이 됐다. 주로 점막전염粘膜感染, 비말전파飛沫傳播로 감염되며, 사람에게는 일반적으로 가벼운 호흡기 감염을 일으킨다. 이에 감염된 소와 돼지에게서는 설사를 일으키기도 하고, 닭 등에서는 호흡기 질환이 발생하기도 한다. 사람과 동물이 모두 감염되는 인수공통전염병인 경우가 많고, 호흡기와 소화기계 증상을 일으킨다. 흔히 '감기'라고 불리는 '급성 바이러스형 비인두염' 혹은 '급성 바이러스성 비염'을 일으키는 코로나바이러스도 있다. 이런 코로나바이러스는 '코로나19'를 일으키는 바이러스와 다

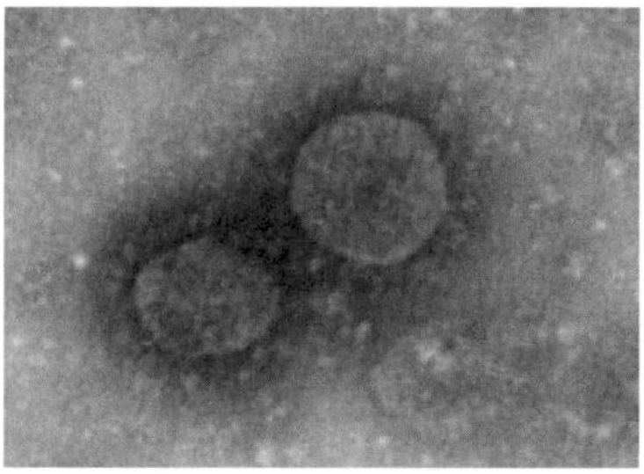

SARS-CoV-2(코로나19 바이러스) © Chinese Center for Disease Control and Prevention

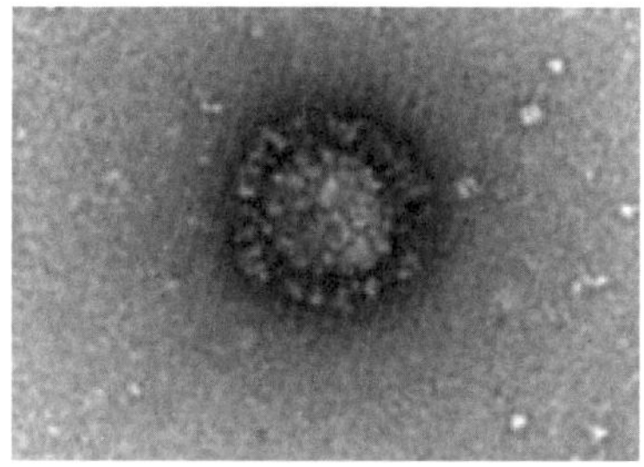

메디카고 제약회사의 SARS-CoV-2 식물 유래 바이러스 유사입자(VLP) © Medicago

르며, 증세도 매우 가볍다. 사실 누구나 대수롭지 않게 생각하며 지내던 흔히 알려진 바이러스다. 즉 코로나바이러스는 본래 감기 바이러스의 일종이었다는 말이다.

물론 코로나바이러스의 종류에 따라서는 치명적인 감염을 유발하기도 한다. 2002년 11월 중국 광둥성 포산시에서 첫 환자가 발생한 '중증급성호흡기증후군', 이른바 '사스SARS'는 이후 홍콩, 싱가포르, 베트남 등을 거쳐 세계적으로 확산됐는데, 7~10%에 달하는 높은 사망률 때문에 국제적으로 큰 문제가 됐다. 호흡기 증상과 고열, 폐렴을 일으키는 등 현재의 코로나19와 비슷한 점이 많다. 사실 현재의 코로나19도 바이러스의 정식 명칭이 '제2형 중증급성호흡기증후군 코로나바이러스SARS-CoV-2 virus'로, 두 번째 사스라는 뜻을 담고 있다. 다만 2019년에 발견됐으므로 19를 붙여 주로 Covid-19(한국 명칭 코로나19)라고 적고 있는 것이다. 코로나19 역시 사스에 비할 정도는 아니지만 사망률이 상당히 높다. 더구나 전파력이 대단히 높아 전 세계로 빠르게 퍼져 나간 것이 문제가 됐다. 현재는 백신 접종, 사회격리 등의 조치를 시행하고 있다. 치사성이 상대적으로 낮은 변이 바이러스가 등장하면서 2021년 말 치명률은 0.3~0.5% 정도로 낮아졌으나, 초창기 코로나19의 전 세계 치명률은 3~4% 정도로 나타났다. 참고로 주변에서 흔히 볼 수 있는 계절성 독감(인플루엔자)의 치명률이 0.1% 안팎이라는 점을 고려하면 이 역시 무시하기 어려운 치명률이다. 흔히 코로나19가 감기의 일종일 뿐이므로 '노인이 아닌 나는 걸려도 아무런 문제가 없다'고 이야기하는 사람을 볼 수 있는데, 어느 정도 일

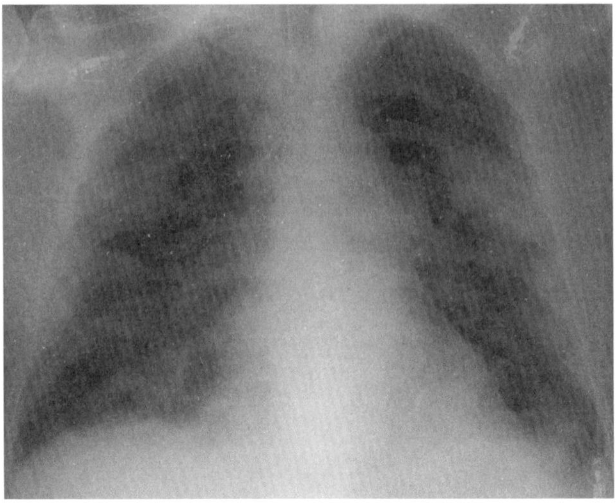

코로나19에 감염된 환자의 폐 엑스레이 사진. 폐렴으로 인한 출혈과 염증으로 폐 곳곳에 하얀 부분이 보인다.

리 있는 이야기지만 결코 가볍게 생각할 것이 아니라는 점도 알아두어야 한다.

코로나19, 어떻게 변해왔을까

코로나19는 유례없는 오랜 기간 전 세계적으로 유행했기 때문에 그 변이 역시 대단히 많은 종류가 존재한다. 맨 처음 중국 우한에서 발견된 이후 2022년 2월 현재까지 큰 분류로 15종, 상세 분류로 28종의 변종이 등장했다. 하나하나 모두 정리하는 것은 현실적으로 무리이며 큰 의미도 없어 보인다. 따라서 대규모로 유행했거나, 백신 저항성이 대단히 강해 위험성이 높은 것으로 판명된 몇몇 종에 대해서 짚어보도록 하자.

과거에는 변이 바이러스명 뒤에 지역 이름을 붙이는 경우가 많았다. 예를 들어 우리나라 경기도 광주 지역에서 변이 바이러스가 발생했다면 코로나19 경기광주 바이러스라고 이름 붙이는 식이다. 하지만 WHO는 기존 변이 명칭이 너무 길어서 사용하기 힘들고, 편의상 발견 지역명을 딴 명칭은 낙인 효과의 우려가 있다고 보고 2021년 6월 1일, 변이 바이러스 명칭을 그리스 문자 명칭으로 바꾸기로 제정했다. 알파, 베타, 감마, 델타 등으로 이어지는 이름이다. 현재까지는 △알파 △베타 △감마 △델타, 델타+ △엡실론 △제타 △에타 △세타 △요타 △카파 △람다 △뮤 △오미크론 △파이(가칭, B.1.640.2) △델타크론(가칭)까지 등장했다.

최초의 코로나19 변종 '알파'

가장 먼저 등장한 알파(VUI-202012/01)는 2020년 1월 영국에서 발견됐다. 우한에서 발견된 원형 바이러스와 비교해 전염성이 약 75% 정도 더 높은 것으로 알려졌다. 어느 정도 기존 백신에 대해 회피 효과도 있는 것으로 나타났다. 처음 발견됐

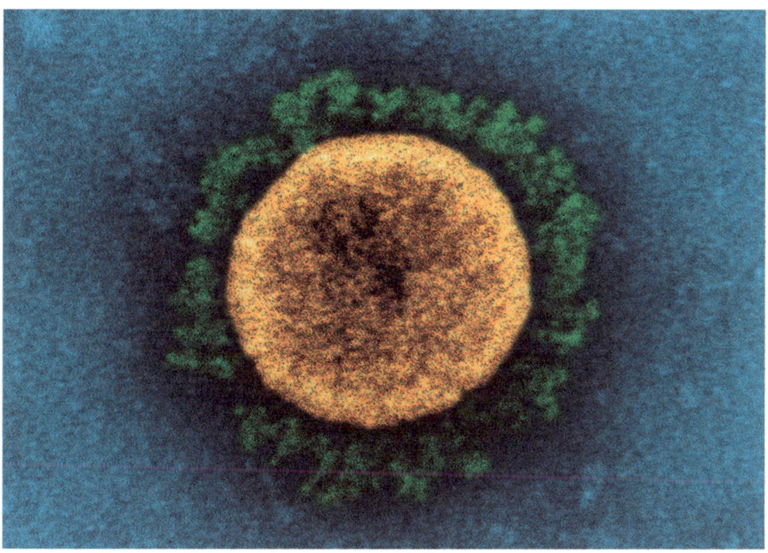

알파 변이를 확대한 모습

을 때 이미 영국 남부에 널리 퍼진 상황이었다. 백신 접종을 시작하고 기대에 차 있던 영국 정부는 이 변종의 발견으로 다시 방역단계를 끌어올리는 조처를 해야 했다. 추가 조사 결과 이미 네덜란드, 덴마크, 이탈리아, 호주 등의 국가까지 전파돼 있었다. 영국에서 처음 발생했는지조차 불명확하다는 뜻이다. 이 바이러스는 이후 델타, 오미크론 등 여러 변종이 등장하면서 차츰 사라졌으나 약 1년 이상 세계적으로 유행했다. 2021년 2월 22일, 이스라엘 당국은 최근 신규 확진자의 90%가 알파 감염자라고 밝힌 바 있다. 한국에서도 한동안 우세종을 점해, 2021년 5월 25일 확진자 2,000명 중 알파 변이 감염자가 1,147명으로 나타났다.

세계를 뒤덮은 변종 '델타'

델타 변이B.1.617.2는 인도에서 2020년 10월 처음 발견됐다. 초기엔 '인도 변이 바이러스'라고 불렸으며, 공식 명칭이 사스코로나바이러스 델타 변이SARS-CoV-2 Delta[δ] Variant로 굳어지면서 지금은 '델타 변이'라고 불린다. 2022년 초 오미크론 변종이 급속도로 전 세계로 퍼져나가지 않았다면 지금까지도 굳건히 우세종 위치를 지키고 있었을 것으로 보인다. 그만큼 전 세계에 가장 널리 유행했던 변종이다.

델타 변이는 전파력과 위험성이 대단히 높았다. CDC 보고서에 따르면 입원 가능성은 원형 코로나19와 비교해 2배, 중증 악화율은 4배, 사망률은 2.5배다. 2021년 7월 30일, 미국 CDC는 델타 변이에 대해 "수두만큼이나 전파력이 강하고, 감염 시 백신 접종자도 미접종자 수준으로 전염시킬 수 있다"고 발표했다.

더구나 전파력마저 높다. 위험도도 높고 전파력도 높은 '슈퍼 변종'인 셈이다. 전파력이 높은 편이던 알파 변이보다 50%나 더 전파력이 높았다. 바이러스의 전파력을 나타내는 추정 감염재생산지수는 5 이상, 최대 9 정도로, 기존 코로나바이러스(2.5)보다 2~4배 이상 강했다. 감염재생산지수가 9인 경우 전 국민의 90% 이상 면역이 생겨야만 사회적 유행이 줄어들기 시작한다. 즉 백신만으로는 대응

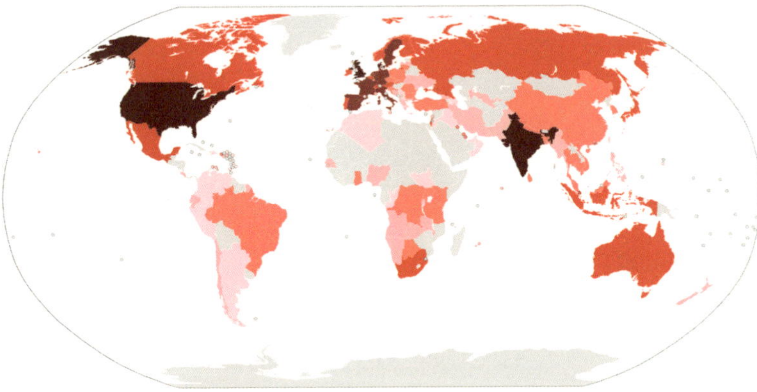

2021년 7월 9일 기준 국가별 SARS-CoV-2 델타 변이 감염자 수(GISAID 기준)

범례: 10,000명 이상 감염된 국가
5,000~9,999명이 감염된 국가
1,000~4,999명이 감염된 국가
100~999명이 감염된 국가
10~99명이 감염된 국가
1~9명이 감염된 국가
감염자가 없거나 데이터가 없는 국가

이 어려운 단계에 도달했다는 의미다. 이 단계부터 국내 질병관리청에서는 "그럼에도 백신이 중증화를 막고, 전파 속도를 늦추는 효과가 있으므로 백신을 꼭 접종해달라"고 독려하고 있다.

한국 정부는 초창기 이 같은 변이 바이러스가 해외 입국자에서 주로 발견되고 있으므로 입국자 관리를 통해 지역사회 전파를 막겠다고 했다. 해외 입국자를 14일 격리하고 유전자증폭PCR 검사 음성확인서 제출을 의무화하면 지역사회 감염을 막을 수 있다고 본 것이다. 그러나 실제로 이 변이는 지역사회에 금세 전파됐다.

2021년 7월 8일 영국 킹스칼리지런던에서 진행한 연구에 따르면, 델타 변이의 주요 증상은 기침·콧물·두통·재채기 등이다. 코로나19의 증상 중 대표적인 것이 미각과 후각 상실인데, 델타는 이런 증상이 상대적으로 낮은 편이다. 따라서 일반 감기 또는 비염과 혼동되기 쉽다.

세계를 휩쓴 전파력 '오미크론'

오미크론(B.1.1.529)은 2021년 11월 9일 새롭게 발견된 코로나19의 변이종이다. 오미크론은 기존 코로나19와는 비교할 수 없는 압도적인 전파력을 갖고 있다. 2021년 11월 30일, 중국 난카이대학교 황썬중黃森忠 교수팀에 따르면 오미크론은 그간 어떤 코로나19보다도 전파력이 높던 델타보다도 전염력이 37.5% 높다.

2022년 2월 현재 전 세계적으로 기승을 떨치고 있으며, 신규 확진자 대부분이 오미크론 바이러스에 감염되고 있다. 2021년 11월 26일, 남아프리카공화국에서는 신규 확진자 90% 이상이 오미크론 감염자로 나타나 델타 변이를 누르고 이미 우세종이 됐다. 한국에서도 2022년 1월 31일, 유입 일주일 만에 전국에 퍼져 신규 환자의 80%가 오미크론에 감염되었다. 코로나19 오미크론 변이 바이러스가 빠르게 퍼지면서 미국의 하루 신규 확진자가 사상 처음 100만 명을 넘어섰다. 유럽의 확산세도 이어지면서 영국과 프랑스, 이탈리아에서만 확진자가 하루 70만 명 가까이 발생했다.

2022년 1월 3일 미국 존스홉킨스대학교 집계에 따르면 이날 전 미국의 신규 코로나19 확진자는 108만 2,549명을 기록했다. 그다음 날은 85만 7,854명이었다. 오미크론의 전파력 때문에 한 국가에서 하루 신규 확진자가 100만 명을 넘어선 것이다. 기존 최다 기록은 델타 변이가 확산되던 2021년 5월 7일 인도에서 보고된 41만 4,000여 명이었다. 유럽도 오미크론을 피해 가지는 못했다. 영국과 프랑스, 이탈리아에서만 2022년 1월 4일 하루 확진자가 70만 명 가까이 추가됐다. 영국이 21만 8,724명, 프랑스가 27만 1,686명, 이탈리아가 17만 844명이다. 전 세계의 하루 신규 확진자가 약 250만 명을 넘었다는 기록도 볼 수 있다. 한국에서는 2022년 2월 23일, 24일 이틀 연속 확진자 숫자가 17만 명을 넘으며 100만 명당 확진자 숫자로는 세계 1위를 기록하기도 했다. 미국 워싱턴의대는 모델링 연구를 통해 2달 안에 전 세계 인구 절반이 감염될 것으로 예측하기도 했다.

그러나 오미크론은 압도적 전파력에 비해 치명률이 대단히 낮다. 이 때문에 국

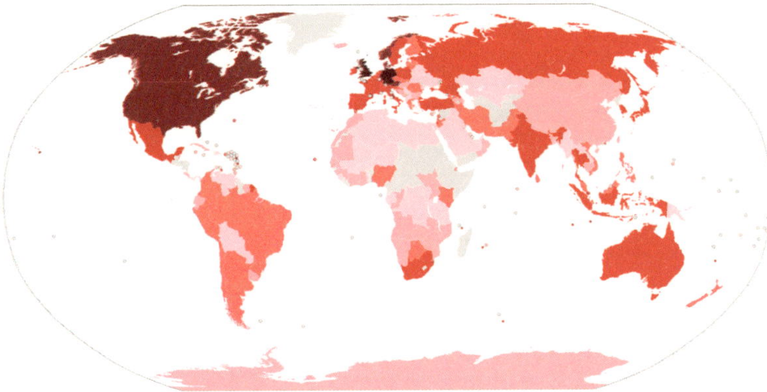

2022년 1월 4일 기준 국가와 영토별 오미크론 변이 누적 확진자 수

범례: 100,000~999,999명 / 10,000~99,999명 / 1,000~9,999명 / 100~999명 / 10~99명 / 1~9명 / 0

가 전체적으로는 도리어 위험할 수 있다는 지적이 나온다. 너무 많은 환자가 발생하면 알파, 델타 등 기존 변종과 비교해 비록 치명률은 낮아도, 중증에 도달하는 환자 수가 도리어 많아지면서 의료체계에 마비가 올 수 있기 때문이다.

다만 영국, 캐나다, 호주, 남아공 등 여러 나라의 실례를 볼 때, 오미크론은 엄청난 속도로 확진자가 늘어난 다음, 다시 빠른 속도로 확진자 속도가 줄어드는 양상을 보인다. 즉 일단 한 번 걸렸다 나은 환자들은 후두부 등의 세포 면역을 포함해 강한 면역이 형성돼 쉽게 다시 같은 변종에 감염되지 않는다. 즉 사회 전체적으로 더 감염시킬 수 있는 사람의 비율이 줄어들면서 신규 감염자의 비율 역시 줄어드는 것이다. 국내에서는 하루 감염자 50~60만 명 선에서 정점을 찍은 다음 확진자 속도가 급속도로 줄어들고 있다.

오미크론은 워낙 광범위하게 퍼져 그 자체로 또 다른 변종을 낳고 있다. 우선 잘 알려진 것이 '스텔스 오미크론'이다. 기존 오미크론의 하위 변이로, 이 변이 때

코로나19의 변이 바이러스(2022년 2월 기준)

변이종		최초 발견
WHO 명명	PANGO 계통명	
알파[c]	B.1.1.7 (VOC-202012/01)	2020. 12. 1 영국
베타[c]	B.1.351 (501.V2)	2020. 12. 20 남아프리카공화국
감마[c]	P.1 / B.1.1.248	2020. 12. 24 브라질
델타[c]	B.1.617.2	2021. 3. 24 인도
델타+	B.1.617.2.1	2021. 6 인도
엡실론	B.1.429 / B.1.427 (CAL.20C / 452R.V1)	2021. 1. 19 미국 캘리포니아
제타	P.2	2020. 4 브라질
에타	B.1.525	2020. 12. 5 영국
세타	P.3	2021. 2. 18 필리핀
요타	B.1.526	2020. 11 미국 뉴욕
카파	B.1.617.1	2020. 12 인도
람다[i]	C.37	2020. 8 페루
뮤[i]	B.1.621	2021. 1 콜롬비아
오미크론[c]	B.1.1.529 [50]	2021. 11. 26 보츠와나
	B.1.1.298 [60] (클러스터 5)	2020. 10 덴마크
	B.1.1.207	2020. 12. 24 나이지리아
	B.1.1.620	2020. 3 리투아니아
	B.1.618	2021. 4. 29 인도
	P.4	2021. 5 브라질
	A.VOI.V2	2021. ? 앙골라
	AV.1	2021. ? 영국
(가칭) 파이 변이, IHU	B.1.640.2	2022. 1. 4 카메룬
	B.1.619	불명
	B.1.620	2022. 4. 5 리투아니아
	B.1497	2022. 3. 22 대한민국
	B.1.1.523	불명
	B.1.630	불명
	B.1.640	불명
(가칭) 델타크론	–	2022. 1. 8 키프로스

문에 독일, 영국 등 앞서 오미크론 대유행을 겪은 국가들에서 확진자 수가 떨어졌다가 다시 반등하는 추세를 보이고 있다. 국내에서는 이미 기존 오미크론을 누르고 우세종이 된 것으로 보인다. '스텔스 오미크론'이라는 이름이 붙은 이유는 PCR 검사에서 다른 변이와 구분이 잘 안 되기 때문에 붙은 이름이다. 간혹 'PCR 검사를 해도 확진 여부를 알 수 없는 무서운 질병'이라는 식으로 잘못 알려져 있는데, 변이를 확인하기 어렵다는 뜻으로 감염 자체를 알 수 없는 것은 아니다. 더구나 국내 PCR 검사는 애초 이 변이까지 검출할 수 있도록 설계돼 있다.

스텔스 오미크론은 기존 오미크론 변이보다 전파력이 30~50%가량 강한 것으로 알려져 있다. 세대기는 앞선 감염자 증상 발현일부터 뒤따른 감염자 증상 발현일까지 걸리는 시간으로, 세대기가 짧을수록 바이러스의 전파력이 강하다는 것을 의미한다. 오미크론은 평균 세대기가 약 2.8~3.4일인데, 스텔스 오미크론의 세대기는 이보다 약 0.5일 짧다. 이는 스텔스 오미크론의 스파이크 단백질에 기존 오미크론에 없는 돌연변이 8개가 더 있기 때문으로 추정된다.

변종은 이 밖에도 많다. WHO는 2022년 3월 29일 발표한 보고서에서 XE, XD, XF 등 세 가지 변이가 새롭게 등장했다고 밝혔다. XD와 XF는 델타 변이와 오미크론 변이가 합쳐진 형태이고, XE는 오미크론과 스텔스 오미크론이 합쳐진 변이다.

WHO는 특히 XE 변이에 주목하고 있는데, 1월 19일 영국에서 처음으로 발견된 뒤 637건이 확인됐고, 이스라엘과 타이완, 태국에서도 검출됐다. WHO는 "초기 연구에서 스텔스 오미크론보다 10% 정도 감염 증가율 우위를 보였다"고 했다. 중증화 가능성과 치명률도 아직 자료가 부족해 분석이 쉽지 않아 앞으로 추이를 분석해 보아야 할 것으로 보인다.

이렇게 변이가 심하다면 백신을 맞는 것은 오미크론 예방에 효과가 있을까. 일부에서는 오미크론은 무증상 환자가 90%에 달할 정도이며, 실제로 증상이 있다고 해도 가벼운 경우가 대부분이라 백신을 맞지 않아도 된다는 예측이 많다. 혹시 있을지 모를 백신의 부작용 등을 감안하면 그냥 걸리는 편이 더 유리하다고 생각하는 경우다.

그러나 이런 생각은 다소 위험할 수 있다. 현재 오미크론이 경증일 수 있는 건 전 세계적으로 백신 접종자가 대단히 많기 때문이기도 하다. 백신을 전혀 맞지 않은 사람이 오미크론에 감염됐을 때 실제로 어떤 증상이 일어날지 아무도 장담할 수 없다. 필자 역시 코로나19 백신(화이자)을 2차까지 접종하고 3차 접종 시기를 기다리고 있었는데, 그사이에 오미크론에 감염돼 7일 정도 격리 생활을 했다. 증세가 있었던 기간은 4일 정도로, 고열과 기침, 가래, 콧물 등의 증상으로 적지 않게 고생했다. 개인적으로는 독감(인플루엔자)에 걸렸을 때 받는 고통보다 더하면 더했지 결코 덜하지 않았다. 백신의 중증화 예방 효과가 상당하다는 점을 고려하면, 만약 백신을 맞지 않았을 경우 대단히 위험했을 가능성을 배제할 수 없다.

오미크론의 감염 자체를 예방하는 효과가 뛰어난 백신은 존재하지 않는다. 다만 추가 접종, 일명 부스터샷을 맞을 경우 2022년 2월 현재 개발된 백신 중에서는 단 두 종류의 백신만이 효과가 있는 것으로 나타났다. 화이자사의 백신으로 3회 추가 접종을 했을 경우 예방효과는 76%, 모더나 백신의 경우 71.6%였다. 한국

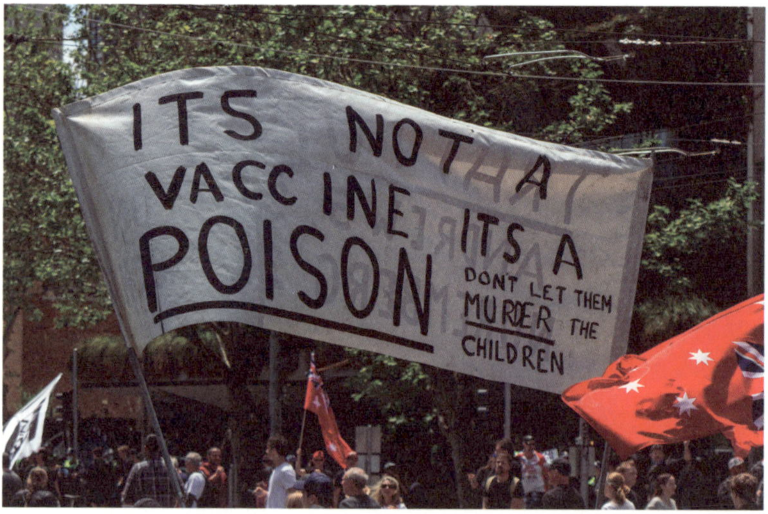

해외에서 학부모들이 코로나 백신 부작용을 우려해 아이들에게 백신을 맞히는 것을 반대하는 시위를 하는 모습

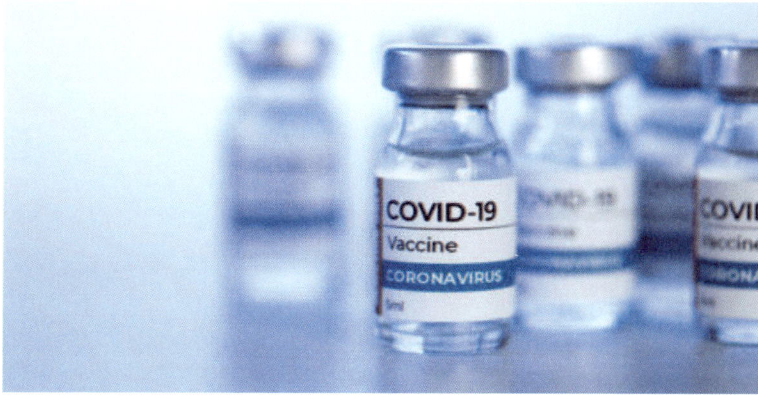

유리병에 담긴 코로나19 백신

질병관리청은 국내에서 사용이 승인된 '노바백스' 백신도 상당한 효과가 있는 것으로 보고 부스터샷 접종에 일부 활용 중이다.

물론 이는 임시방편에 불과하며, 오미크론 전용의 새로운 백신을 개발해서 맞는 것이 가장 좋은 방법이다. 다행히도 mRNA 방식의 백신은 빠른 개발과 적용을 할 수 있으므로 수개월 이내에 오미크론 특화 백신이 등장할 것으로 보인다.

오미크론의 등장 이후 '코로나19로 고통받아온 긴 터널도 결국 끝이 보인다'는 이야기가 많다. 비교적 경증의 바이러스가 사회 전체에 방대하게 퍼지면서 집단면역을 끌어내고 있으며, 바이러스 자체도 점차 치명률이 낮은 방향으로 진화하고 있어 조만간 독감과 비슷한 계절성 질환으로 자리 잡을 거라는 기대 때문이다.

병에 걸려 면역을 얻길 기대하기보다는, 병에 걸리지 않는 것이 가장 좋은 일이다. 오미크론 증상이 상대적으로 가볍다고 해도, 이후에 또 어떤 변이가 등장할지 모를 일이다. 질병을 상대로 우리는 언제나 가장 보수적으로, 가장 안전한 선택을 해야 한다. 그 첫걸음이 백신을 꾸준히 연구·개발하고 접종하는 일이라는 것을 잊어서는 안 된다.

Prophylaxis

3

백신, 어떻게 만들어질까

Prophylaxis 3

백신, 어떻게 만들어질까

백신이 코로나19의 급격한 확산을 막는 데 나름의 공헌을 했으나 대중의 기대에 부응할 정도는 아니었다고 보는 사람들이 많다. 그러나 사실은 이와 다르다. 에드워드 제너가 바이러스의 존재도 모른 채 천연두 백신을 처음 개발한 건 불과 200여 년 전이다. 그사이 인류의 백신 기술은 실로 눈부시게 발전해왔다. 백신의 역사를 돌이켜보면 신기한 일이 아닐 수 없다. 매년 신제품이 쏟아져 나오는 정보과학기술 같은 분야와 비교해 '생명과학은 발전속도가 느리다'고 생각하는 사람들이 있는데, 역사적으로 생각해보면 생명과학 기술의 발전속도는 그 어떤 학문보다 빠른 것 아닌가 싶을 정도다.

인류의 백신 기술 덕분에 몇몇 애를 먹는 질병을 제외하면 대부분 질병을 예방할 수 있게 되었다. 백신을 만드는 방법도 다양해졌다. 단순히 병원체를 묽게 만들어서 사용하던 방법에서 시작해 병원체의 독성을 약하게 만드는 방법, 병원체를 불활성화하는 방법, 병원체의 독성만을 제거하는 방법 등 다양한 방법이 개발됐다. 실험실에서 병에 대응하는 항체만을 만들어 인간의 몸에 주사로 넣어주는 방법도 쓰인다. 근래에 들어서는 병원체의 유전자까지 건드린다. 인간의 몸속에 들어가 바이러스와 똑같이 반응하지만, 독성이 없이 면역만 일으키는 유전자 백신까지 개발되는 추세다. 이렇게 발전한 면역학 기술은 이제 더는 병을 예방하는 데만 쓰이지 않는다. 인체의 면역기능을 극대화해 이미 몸속에 생긴 병을 치료하는 단계에 이르렀다. 부작용이 적은 항암제가 개발되기 시작했고, 불치병으로 불렸던 AIDS 치료제가 개발되기 시작했다.

앞으로 인류의 백신 기술은 점점 더 진보할 것이다. 그때가 되면 분명 우리는 더 건강한 삶을 살아갈 수 있을 것이다. 지금까지 인류가 개발한 백신 기술에는 어떤 것들이 있을까. 또 앞으로 미래의 백신 기술은 어떻게 될까. 앞 장에서 백신의 종류를 간단히 구분해 알아보았으므로, 이 장에서는 백신의 종류와 각각의 원리에 관해 좀 더 상세히 살펴보도록 하자.

Shot 1 전통의 강자, 생백신과 사백신

약독화 백신과 불활성화 백신

백신을 맞는 까닭은 어디까지나 후천성 면역, 이른바 능동면역을 얻기 위해서이다. 능동면역을 쉽게 얻고 싶으면 그 병에 걸렸다가 나으면 된다. 그게 가장 손쉬운 방법이다. 하지만 병에 걸리지 않기 위해 병에 걸린다는 것은 어불성설이기에, '안전하게' 그 병에 걸렸다가 나을 방법을 고민하게 된다. 이것이 백신을 개발하는 기본적인 방법이다. 여기서 백신을 만드는 두 가지 기본적인 방법이 등장하게 된다. 첫 번째는 우리 몸이 이길 수 있을 정도로 병원체를 약하게 만든 다음 이용하는 것, 두 번째는 병원체를 죽여서(불활성화해서) 사용하는 것이다. 세균이나 곰팡이, 바이러스의 사체를 몸속에 주입한다고 생각하면 이해하기 쉽다.

백신의 근본, 약독화 백신

병원체를 약하게 만들어 우리 몸에 넣는 방법을 '생백신'이라고 하는데, 더 정확한 용어로 '약독화 백신'이라고 부르기도 한다. 병원체를 꼭 약하게 만든다기보다, 독성 자체만 없애서 사용할 때도 있기 때문이다.

사실 에드워드 제너의 우두법도 이 방식이라서 '낡은 방법이니 요즘엔 그런 방법으로 백신을 개발하지는 않을 것'이라고 생각하는 사람들도 많다. 그런데 이런 생각은 사실과 다르다. 이른바 약독화 백신은 현대에도 여전히 쓰이고 있다. 질병의 종류에 따라선 가장 효과가 있어 지금도 백신 개발과정에서 검토되는 방식이다.

백신은 질병에 대응해 능동면역을 얻는 생물학 제제다. 근본적으로 약독화 백신 형태가 기본이며, 거기에서 변형이 일어나 다양한 백신이 생겨난다. 최근에는 다양한 방법을 개발해 면역을 얻고 있지만, 잘 살펴보면 대부분은 병원체의 일부 성분을 이용하는 형태다. 즉 우리 몸의 면역체계에 가장 확실한 기억을 남긴다는 측면에서는, 위험만 피할 수 있다면 감염을 일으키는 진짜 병원체를 이용하는 것이 가장 확실하다.

이 경우 병에 걸렸다가 자연히 낫는다면 가장 확실하겠지만 치명적인 질병이라면 이런 방법을 선택하긴 어렵다. 반대로 치명적이지 않은 질병인데 일부러 능동면역을 얻기 위해 위험을 감수하는 것도 어불성설이다. 자연 상태에서 치명적 질병에 대한 능동면역은 사실 '살아남은 자'에게 주어지는 선물 같은 것이다.

그렇기에 차선책으로 생각하는 방법이 병원체의 독성을 '약화'하는 것이다. 독성을 약화하는 방법 중 가장 손쉬운 방법은 어떤 것일까. 병원체를 단순히 묽게 만들면 된다. 인체는 대다수의 병원체에 대해서 어느 정도는 선천성 면역으로 저항할 수 있다. 감염되려면 식품이나 공기 등 매개체 속에 일정 농도 이상의 병원체가 섞여 있어야 한다.

일단 몸에 들어온 병원체도 마찬가지다. 몸속에 자리를 잡고 증식을 시작하면 체액 속 농도가 올라가는데, 일정 수준 이상으로 올라서기 전에는 선천성 면역과 서로 줄다리기를 하는 상태로 볼 수 있다.

이렇게 묽게 만든 병원체에 대해 선천성 면역이 승리하면 별다른 증상 없이 후천성 면역을 확보하게 된다. 경험과 실험을 통해 환자의 체중이나 체액의 양, 건강상태 등을 계산해 정확한 양을 확보할 수 있다면 대부분은 증상을 일으키지 않고 면역을 얻을 수 있다.

그러나 이 방법만으로는 충분하지 않다. 일단 살아있는 병원체를 그대로 사용하는 기라서 환자의 선천성 면역이 충분하지 못하거나, 체력 등이 떨어지면 결국 감염으로 이어질 수 있기 때문이다.

예를 들어 식중독균의 일종인 살모넬라는 보통 1mL(밀리리터)당 농도가 10^2~10^3 이상 되어야 감염된다. 하지만 민감하거나 면역이 약한 사람은 이보다 훨씬 묽은 농도에서도 감염될 수 있다. 병원체를

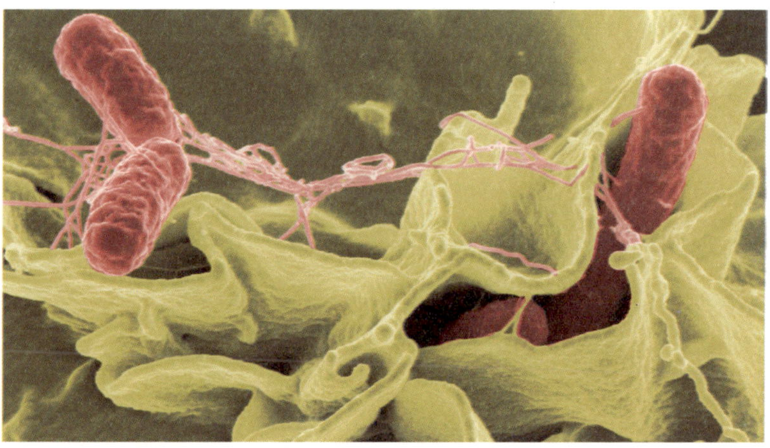

식중독균의 일종인 살모넬라균

묽게 만드는 방법으로는 완전한 안전을 확보하기 어렵다는 의미다. 여담이지만 살모넬라의 경우 복통, 설사 등의 증상이 있긴 하지만 목숨까지 위험한 경우는 거의 없어 보통은 백신을 맞지 않는다. 한 번 감염되었다가 나은 사람은 고도의 면역을 얻게 돼 다시 감염되는 일은 거의 없다.

안전성 확보의 필수조건, '약독화' 기술

앞에서 말한 한계를 보완하기 위해 등장한 것이 '약독화' 기술이다. 위험할 정도의 감염이 일어나지 않도록 백신으로 사용할 병원체의 특성을 조정하는 것이다. 이 때문에 현대에 들어 생백신과 약독화 백신이 거의 같은 뜻으로 쓰이며 보통 약독화 생백신, 약독화 백신 등으로 불린다.

약독화라는 말은 결국 감염 위험을 약하게 낮춘다는 뜻이다. 살아있는 병원체의 감염성을 도대체 어떻게 약화시키는 걸까? 흔히 사용하는 방법이 '계대배양'이다. 예를 들어 사람에게 고열을 일으키는 어떤 바이러스가 있다고 가정해보자. 이 바이러스를 사람 이외의 다른 동물에게 계속해서 적용해보면 대부분은 감염을 일으키지 못한다. 사람에게 감염되는 바이러스이기 때문이다. 그러나 그 바이러스 중 극히 일부는 변이를 일으켜 다른 동물을 감염시키고 살아남는 경우도 있다.

이런 '변이 바이러스'는 기존 바이러스의 특징을 대부분 갖고 있지만, 이제는 다른 숙주에 적응했으므로 더는 사람에게 감염을 일으키지 않을 것이다. 말은 간단해 보이지만 변이가 손쉽게 일어나지도

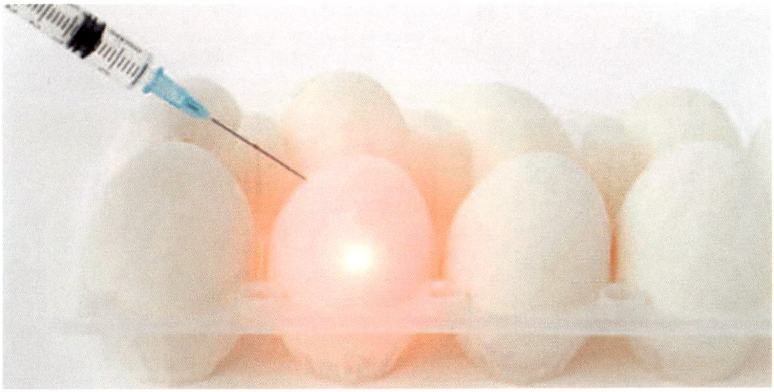

달걀은 백신을 만들 때 바이러스를 배양하기 위해 자주 쓰인다.

않기에 많은 수고가 들어간다. 이렇게 확보한 것을 모균주, 영어로는 마스터 주master strain라고 하는데, 모균주를 다시 배양해 수를 늘린 다음 백신으로 사용하게 된다. 최초의 백신으로 알려진 천연두 백신도 사실 원리 면에서는 이와 완전히 같다고 볼 수 있다. 천연두의 아종으로 소가 걸리는 '우두'를 이용했는데, 이는 우연히 발견한 계대배양 약독화 사례를 백신으로 사용한 것으로 보아도 무리가 없다. 배양할 때는 계란(유정란)을 사용하는 경우가 많은데, 최근에는 별도의 배양세포를 만들어 사용하기도 한다.

이 밖에 바이러스 등 병원체가 가진 자체 유전자를 유전공학을 이용해 교정하여 감염능력을 없앤 다음, 배양과정을 거쳐 백신으로 사용하기도 한다. 첨단의 유전공학 기법을 활용해 전통적인 생백신의 약점을 극복한 경우다. 보통 바이러스 질환일 때 백신을 이러한 방법으로 많이 개발하는데, 이를 '유전자 재배열 바이러스 백신'이라고 부른다.

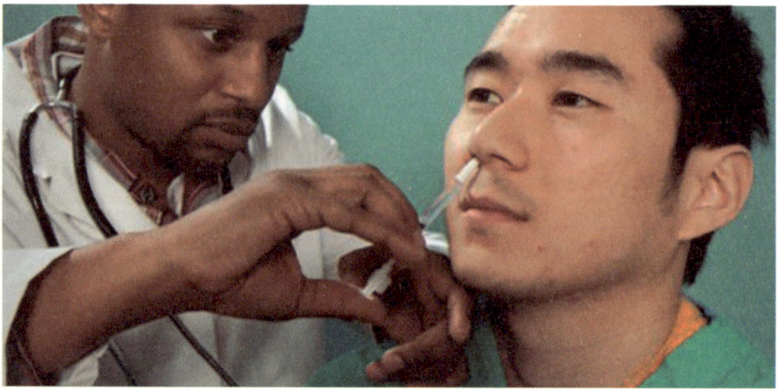

약독화 인플루엔자바이러스(H1N1) 백신을 코 점막을 통해 주입하는 모습. 일부 약독화 백신은 코로 주입하기도 한다. © CDC

대표적인 사례가 독감 백신이다. 독감 백신은 주로 불활성화 백신, 이른바 사백신이 대부분이지만 약독화 생백신을 사용하는 종류도 있다. 이 경우는 사람의 체온보다 낮은 온도에서만 증식할 수 있도록 형질을 바꾼 바이러스를 만들어 이용한다. 면역반응만 유도할 뿐 체온을 못 견뎌서 증식하지 못하므로 결국 사멸하게 된다. 독감 약독화 백신은 보통 주사제보다는 코점막에 뿌리는 형태로 사용한다. 이 밖에 바이러스가 지닌, 세포로 침입하는 데 필요한 단백질을 제거하거나 변형하는 방법, 또는 세포 속으로 들어간 바이러스의 유전자 복제효율을 감소시키는 방법도 있다.

약독화된 바이러스를 백신으로 사용할 경우 얻을 수 있는 이점은 많다. 면역반응이 신속하며, 대부분 2차 접종이 필요 없을 만큼 확실한 면역을 얻을 수 있다. 꼭 그렇지는 않지만, 일생 면역 효과를 얻는 경우도 많다. 전반적인 면역이 고루 높아져 다양한 질병에 대한 대응력이 높아지는 부수적 장점도 있다. 게다가 가격도 저렴한 편이다.

그러나 살아있는 병원체를 이용한다는 점에서 여전히 주의가 필요하다. 2차 변이로 독성을 회복하는 경우가 드물게 있기 때문이다. 선천성 면역이나 체력 등이 현저히 떨어지는 사람도 주의해서 사용해야 한다. 또한, 유통에도 주의가 필요하다. 살아있는 병원체라서 백신의 냉장 보관 시스템이 필요한 경우가 대부분이다. 무엇보다 변이가 자주 일어나는 일부 바이러스 질환은 이 방법으로 백신을 개발하기 어렵다. 그렇기에 코로나19 백신을 약독화 방식으로 개발하는 경우는 찾기 어렵다.

약독화 백신은 백신의 기본적인 형태로 매우 전통적인 방법이지만, 여전히 개발자들이 선호하는 강력한 백신 개발 방법이다. 자연 감염과 메커니즘이 매우 유사해서 면역 효과가 강력하고, 효과가 오래 지속되는 최대의 장점이 있다. 더구나 과학기술의 발전으로 약독화 백신의 최대 단점인 불안전성을 점차 크게 보완할 수 있게 됐다. 약독화 백신, 이른바 '생백신'은 앞으로도 질병과 싸워나갈 강력한 무기가 되어줄 것으로 보인다.

약독화 백신의 대안으로 등장한 '불활성화 백신'

살아있는 병원체를 안전하게 만드는 일, 즉 '약독화' 과정은 많은 수고가 필요하기에 쉽지 않은 과정을 거친다. 끝없이 배양을 반복해야 하고, 그때마다 안전성을 시험하는 과정을 거쳐야 한다. 그러니 백신 개발자 사이에서 '처음부터 죽어 있는 병원체를 쓰면 될 것 아니냐'라고 생각하는 사람이 등장하는 건 당연한 수순이었다. 후천성 면역이 '우리 몸이 병원체의 형태를 기억하는 것'이라면, 이미 죽어 버린 병원체의 '시체(?)'를 이용해도 면역을 얻는 데 큰 문제가 없다는 생각이다. 이렇게 만든 '불활성화 백신'은 의외로 장점이 많다. 병원체의 종류를 확인해 배양을 거치기만 하면 되므로 빠르게 개발할 수 있고, 효과나 안전성도 좋은 편이다. 일명 사백신, 즉 불활성화 백신Inactivated Vaccine은 어떤 장단점이 있을까.

우선 사백신이라는 용어를 알아보자. '생백신-약독화 백신'의 사례처럼 사백신도 '불활성화 백신'이라는 말이 더 정확한데, 단어 뜻 그대로 '활성화를 없앴다'라는 뜻, 즉 미생물 '증식'을 막았다는 뜻이다. '죽을 사死' 자를 뜻하는 '사백신'이라는 말을 자주 쓰지만, 바이러스 같은 여러 병원체는 엄밀하게 구분하면 생명체가 아닌 경우가 많아 죽었다는 표현을 쓰기가 모호하기 때문이다. 따라서 불활성화 백신이라는 말을 공식적으로 쓰는 일이 많다. 그런데도 사백신이라는 말은 이해하기 쉬워서인지 대중은 물론 전문가들도 거부감 없이 자주 사용한다. 영어권에서도 '죽은 백신Killed Vaccine'이라고 이야기하기도 한다.

이런 이름이 붙는 건 실제로도 병원체를 죽여서(?) 백신을 만들기 때문이다. 불활성화 백신을 개발할 때는 먼저 예방하고 싶은 질병의 원인이 되는 병원체, 즉 세균이나 바이러스를 찾아내 대량으로 배양하고, 그것을 열이나 방사선, 화학물질(폼알데하이드 등)로 불활성화한다. 그러고 나서 죽은 세균이나 바이러스의 사체(?)를 주사액에 섞어 백신으로 만든다. 물론 정확한 성분조정과 임상시험을 통해 효과를 극대화하면서도 부작용이 가장 적은 투약 정도를 알아내는 과정이 필요하다.

인류 최초의 불활성화 백신은 아마도 루이 파스퇴르가 개발한 '광견병 주사'일 것이다. 당시엔 전자현미경이 개발돼 있지 않아 광견병의 원인인 바이러스를 발견할 수 없었다. 파스퇴르는 광견병에 걸린 토끼의 뇌를 석탄산carbolic acid으로 처리한 다음 백신으로 사용했는데, 이는 현대의 사백신 제조법과 일맥상통하는 부분이 있다. 파스퇴르는 병원체의 존재도 확인하지 않은 채 실험을 반복해 백신을 개발해 낸 것이다. 현대에 이런 방식으로 백신을 개발했다면 아마 지탄의 대상이 되었을 것이다.

소아마비, 독감 백신도 불활성화 백신의 일종으로, 지금까지 사용되고 있다. 인플루엔자, 일본 뇌염, 광견병, A형 간염, B형 간염, 유행성 출혈열 등 많은 바이러스 질환 백신을 이 방법으로 만든다. 세균 질환 중에서는 백일해, 장티푸스, 콜레라, 폐렴 등에서 이 방법으로 백신을 만든다. 병원체에 감염된 다음 발생하는 '독소'에 대해 면역을 갖는 것도 가능하다. 이를 톡소이드 백신이라고 한다. 대부분 불활성화 백신 형태로 만드는데, 디프테리아, 파상풍 등이 이에 해당한다.

코로나19 백신을 불활성화 백신으로 만들기도 하는데, 중국이 개발한 시노팜, 시노백과 같은 백신은 이런 불활성화 백신 형태로 만들었다. WHO는 2021년 5월 중국 제약업체 시노팜의 코로나19 백신 사용을 긴급 승인했으며, 6월 1일에는 중국 제약업체 시노백에서 개발한 백신의 긴급 사용을 승인했다. WHO는 "접종자의 51%에서 증상을 예방하고, 연구 대상자의 100%에서 코로나 중증과 입원을 방지하는 것으로 나타났다"라고 밝혔다. 그러나 WHO 전문가들은 "일부 증거가 여전히 미흡하며 데이터 격차가 존재한다"라고 덧붙이기도 했다.

불활성화 백신의 효과와 안전성

불활성화 백신의 가장 큰 장점으로 '안전성'을 꼽는 경우가 많다. 살아있는 병원체가 아니기 때문이다. 약독화 생백신은 살아있는 병원체를 사용하기 때문에 재차 변이가 일어나면서 감염을 일으키기도 하지만, 불활성화 백신은 변이에 따른 질병 유발이 불가능하다. 예를 들어 약독화 생백신 형태로 폐렴 백신을 만들었다면, 그 주사를 맞고 폐렴이 생길 가능성을 완전히 0으로 만들 수는 없다. 그러나 불활성화 백신은 이런 우려가 없다.

그러나 불활성화 백신의 가장 큰 단점도 '안전성' 문제인 경우가 많은데, 이는 성분이 복잡해지면서 생기는 부작용 때문이다. 광견병 주사를 개발한 파스퇴르의 사례를 보면, 토끼 뇌에 들어있는 수없이

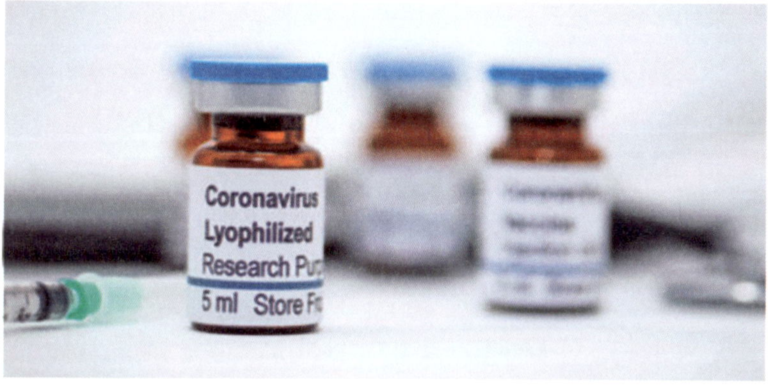

중국 시노팜(중국의약집단)이 개발한 코로나19 백신. 불활성화 백신의 일종이다. ⓒ 시노팜

많은 성분이 그대로 사람의 몸속에서 항원으로 작용했을 테니 광견병 병원체 자체에 대한 반응은 매우 낮았을 것이다. 현대에 이런 방법을 사용하지는 않지만, 사백신은 이런 단점에서 완전히 자유로울 수 없다.

약독화 백신은 살아있는 병원체 그 자체를 대상으로 면역반응이 일어난다. 이에 비해 불활성화 백신은 병원체 자체가 아니라 이미 죽은 병원체의 여러 '성분'을 대상으로 면역이 일어난다. 면역반응이 집중되지 않고 병원체를 유지하던 수많은 성분을 대상으로 생겨나기 때문에 막상 예방률은 떨어질 때도 있다. 이는 생성되는 여러 항체 중 일부는 질병 방어와 무관한 것일 수 있다는 의미다. 다른 의미로는 상대적으로 높은 부작용 발생 가능성을 감수해야 한다.

이런 이유로 불활성화 백신을 접종할 때 면역증강제를 추가로 맞기도 하며, 면역을 유지하기 위해 여러 차례 접종해야 한다. 또한, 예상치 못한 알레르기 반응 등으로 발열, 쇼크 등이 일어날 수 있으며, 이를 예측하는 것도 거의 불가능하다. 이런 증상은 대개 24시간 이내 일어나므로, 불활성화 백신을 접종받았으면 하루 정도 안정을 취하면서 혹시라도 쇼크가 일어날 때를 대비해야 한다.

드물게 불활성화 백신 제조 과정에서 일어나는 쇼크 중 '달걀 알레르기'가 원인인 경우도 있다. 병원체를 배양하는 과정에서 달걀을 사용하기도 하는데, 바이러스의 경우 살아있는 세포(숙주)가 필요하기 때문이다. 이런 문제 때문에 최근에는 세포배양 기술을 이용하는 방법도 쓰인다. 세포를 실험실에서 키우며 그 안에서 바이러스를 직접 배양하는 식이다. 달걀을 이용하면 달걀 알레르기가 있는 사람이 드물게 쇼크 등을 일으키는 경우가 많으며, 세포가 모두 같다고 보기 어려워서 바이러스의 변이가 일어날 가능성이 크다. 반대로 이런 세포배양 방식은 상대적으로 더 안전하고 효과도 확실해 최근 주목받고 있다. 2017~2018년 미국 식품의약국과 질병통제예방센터에 따르면 세포배양 독감 백신이 유정란 독감 백신보다 효과가 11% 높은 것으로 나타났다. 국내에서는 2019년 국내 기업 SK바이오사이언스가 달걀이 아닌, 세포배양 기술을 이용해 약독화 백신인 '스카이셀플루'를 만들었다.

이런 우려에도 현재 우리가 병원에서 맞을 수 있는 많은 불활성화 백신은 충분한 임상을 거쳐 안전이 확보된 것이므로 대부분 안전하다고 볼 수 있다. 불활성화 백신이 다른 제조법으로 개발이 어려웠던 다양한 질병을 예방할 수 있는 길을 열어준 고마운 존재라는 것은 틀림없는 사실이다.

불활성화 백신의 진화

불활성화 백신도 다양한 첨단기법을 추가로 도입해 약점을 극복하려는 노력이 계속 이어지고 있다. 불활성화된 세균이나 바이러스를 이용하면서도, 그중 꼭 필요한 성분만을 모아 사용하는 경우다. 부작용을 최소화하면서 면역 효과를 더 높이기 위한 노력이다. 불활성화 백신 중 이렇게 개발된 것들을 '분획화 백신Fractional Vaccine'이라고 하는데, 세균이나 바이러스 속 일부 성분이 면역에 필수적이라고 판단되면 그것만을 선택적으로 추출해 사용하는 방식이다.

분획화 백신은 개발 방법이 한층 더 복잡해지므로 전통적인 불활성화 백신과 다른 영역으로 구분하는 경우도 적지 않다. 다만 분획화 백신 역시 넓게 보면 불활성화 백신의 일종이므로 좀 더 예를 들어 보도록 하겠다. 분획화 백신은 크게 병원체의 단백질 구조를 이용하는 단백 백신, 병원체의 다당류 구조를 이용하는 다당 백신으로 나눌 수 있으며, 이 안에서 다시 여러 종류의 백신이 만들어지고 있다. 단백 백신의 일종으로 병원체가 가진 독소를 항원으로 삼는 톡소이드Toxoid, 병원체의 일부 구조를 항원으로 삼는 아단위Subunit, 바이러스가 외부 환경에 노출되면서 생기는 입자인 비리온Virion을 이용하는 서브비리온Subvirion 백신이 있다. 이 밖에 병원체의 다당류 구조를 이용하는 경우도 있다. 드물게 단백결합 다당 백신Protein Conjugated Polysaccharide Vaccine이라고 해서, 두 가지 장점을 결합한 종류도 등장하고 있다.

Shot 2 현대과학이 놓은 특수 백신

톡소이드 백신과 재조합 백신, 바이러스 유사입자 백신

백신이란 감염 위험을 낮추거나, 불활성화해 만든 항원을 이용해 인간의 후천성 면역을 얻는 물질, 혹은 그 물질을 담은 의약품을 뜻한다. 과거에는 백신을 크게 생백신과 사백신 두 종류로 나누었으나, 최근 다양한 백신 제조 기법이 개발되면서 이 두 가지만으로 구분하기에는 모호한 면이 있다. 약독화 백신과 불활성화 백신 외에 어떤 다양한 백신들이 있는지 살펴보자.

병원체가 만드는 '독소'를 항원으로

드물게 병원체 그 자체보다, 병원체가 만들어낸 독소毒, Toxin를 항원으로 삼는 경우도 있다. 이는 병원체가 아니라 병원체가 생성한 독소가 질병을 일으키는 경우, 독소 그 자체에 대응하는 특이한 형태의 백신이다. 흔히 '톡소이드 백신'이라고 부르는 경우다.

톡소이드 백신은 변성독소 백신, 무세포 백신이라고 부르기도 한다. 예방할 수 있는 질병은 바이러스가 아닌 박테리아(세균)인 경우가

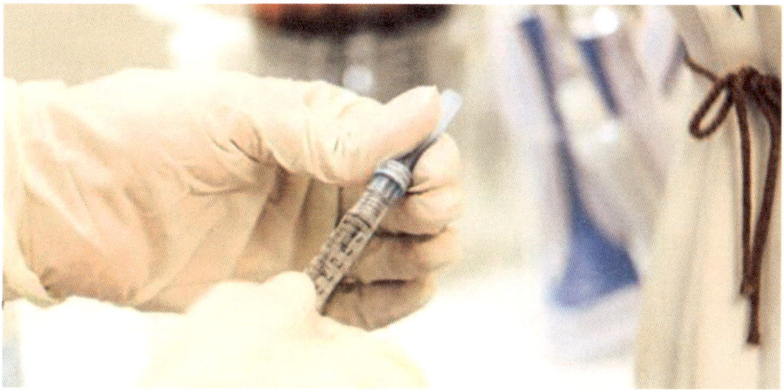

톡소이드 백신은 병원체가 아닌 '독소'에 면역을 갖도록 하는 독특한 방법이다.

대부분이다. 바이러스가 독소를 내놓으려면 인간의 세포 속으로 들어가 세포의 대사과정을 대규모로 바꿔야 하는데, 불가능하다고 단언할 순 없지만, 현실적으로 찾아보기 어렵다. 반대로 세균은 스스로 대사과정에서 독소를 생성하는 경우가 적지 않다. 톡소이드 백신이 예외 없이 세균성 감염 증상의 예방에 쓰이는 이유다.

백신을 만들 때는 우선 소량의 독소라도 인체에 나쁜 영향을 미칠 수 있으므로, 열이나 약품(주로 포르말린)으로 처리해 문제가 없도록 할 필요가 있다. '불활성화 백신'을 만드는 것과 많이 유사한데, 톡소이드 백신을 불활성화 백신의 한 종류로 구분하는 경우가 많은 것은 이 때문이다. 톡소이드 백신을 주사로 맞게 되면 몸속에서 항독소 항체가 생겨나는데, 이 항체가 독소를 중화해 증상이 생겨나지 않게 된다. 그사이 우리 몸속 면역체계가 원인 세균을 제거하면 증상 없이 병을 물리치게 되는 식이다.

톡소이드 백신의 목표 독소는 주로 '외독소exotoxin'다. 세균이 만드는 독소는 크게 두 종류가 있는데, 하나는 세균이 증식하면서 배출하는 외독소, 다른 하나는 세균이 자체적으로 가지고 있는 내독소다. 두 종류 모두 단백질·다당류·지질의 복합체로 이뤄져 항원으로 작용할 수 있다.

우선 내독소에 대해 살펴보자. 내독소는 '균체내독소'라는 말을 쓸 때도 있는데, 이 경우 균이 죽으면 세포막이 터지면서 세균 밖으로 빠져나와 증세를 일으킨다. 주로 '그람 음성균'이라는 종류의 세균에서 많이 발견된다. 대표적으로 장티푸스, 콜레라 등이 있다. 균이 살아있는 동안에는 문제를 일으키지 않지만, 몸속에서 죽게 되면 밖으로 독소를 쏟아내 병을 일으키는 식이다. 이 내독소의 양을 흔히 'EU'라는 단위로 측정하는데, 1EU를 100피코그램pg, 1pg는 1조분의 1g으로 정의한다. 건강상 문제가 없는 수준의 내독소는 1시간에 5EU 정도의 극미량이다. 백신을 개발할 때 필요하다면 내독소에도 항체가 생기게 할 수는 있는데, 내독소만을 목표로 백신을 만드는 경우는 찾아보기 어렵다. 병원체 속에 들어있는 형태라서 차라리 세균 그 자체에 대응하도록 설계하는 경우가 많기 때문이다.

그러나 외독소는 병원체가 증식하는 과정에서 계속해서 분비된다. 내독소와 달리 끓는 물 정도의 온도로도 파괴되는 편이지만, 이 경우도 독성은 대단히 높다.

외독소 형태의 세균에 감염됐을 때 치료는 당연히 원인균부터 제거해야 하므로 항생제를 처방하는데, 항독소(혈청)를 사용하기도 한다. 한 번 걸렸던 질병은 재발이 흔하지 않은데, 몸속에 남은 독소도 인체에서 이물질로 인식해 후천성 면역을 획득하게 된다. 톡소이드

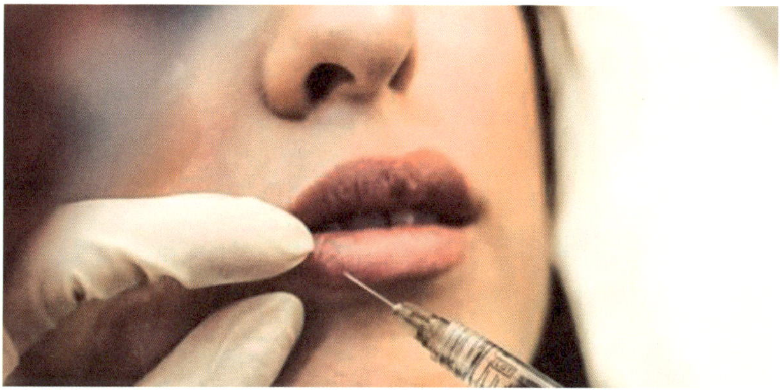

보톡스 주사의 주성분은 세균이 만든 독소를 추출한 것이다.

백신 역시 이런 과정에 착안해 백신을 개발한 것이다.

여담이지만 외독소 그 자체만으로 가장 잘 알려진 것은 '보툴리눔 독소'일 것이다. 보툴리눔 독소는 '클로스트리듐 보툴리눔Clostridium botulinum'이라는 세균이 만들어내는 신경독성 단백질로, 청산가리보다 6억 배나 더 독성이 높은 것으로 알려졌다. 계산하면 보툴리눔 독소 1g만 있다면 기니피그(실험용 설치류) 백만 마리의 생명을 앗을 수 있는 셈이다. 이 보툴리눔 독소를 극미량으로 희석한 것이 잘 알려진 '보톡스 주사'다. 근육 마비를 유도해 표정을 지을 때 생기는 주름살이 두드러져 보이지 않도록 하는 원리다. 참고로 '클로스트리듐 보툴리눔'에 감염돼 생기는 병을 '보툴리즘botulism'이라고 하는데, 증세가 가벼운 경우 '식중독'이라고 부르기도 한다. 주로 상한 고기 등에서 감염되기 때문이다. 세균이 몸속에서 계속 신경독을 생성하므로 전신에 심각한 근력 저하가 발생한다. 사람은 물론 동물에서도 생기는데, 축산업계에선 큰 골칫거리 중 하나다. 소와 같은 축산 동물은 일부 종류에 대해 백신이 나와 있는 경우가 많다. 인간이 감염된 경우엔 항독소를 이용해 치료한다. 꿀 속에 이 균의 포자가 섞여 있는 경우가 많으므로, 유아에게 생 꿀을 그대로 먹이지 않는 것이 좋다.

파상풍 · 디프테리아를 정복하다

톡소이드 백신으로 예방할 수 있는 질병 중 대표적인 것이 '디프테리아'와 '파상풍'일 것이다. 두 종류 모두 증식할 때 외독소를 내놓기 때문이다. 톡소이드 백신을 만들 때 항원의 분자 구조에 변화가 없도록 주의해야 하는데, 백신을 대량으로 생산할 만큼의 분량을 얻어내기가 쉽지 않다. 디프테리아와 파상풍의 경우, 외독소를 복제하는 데 성공해 대량생산이 가능해졌다.

디프테리아는 외독소에 의한 전염력이 강한 급성 감염 질환으로,

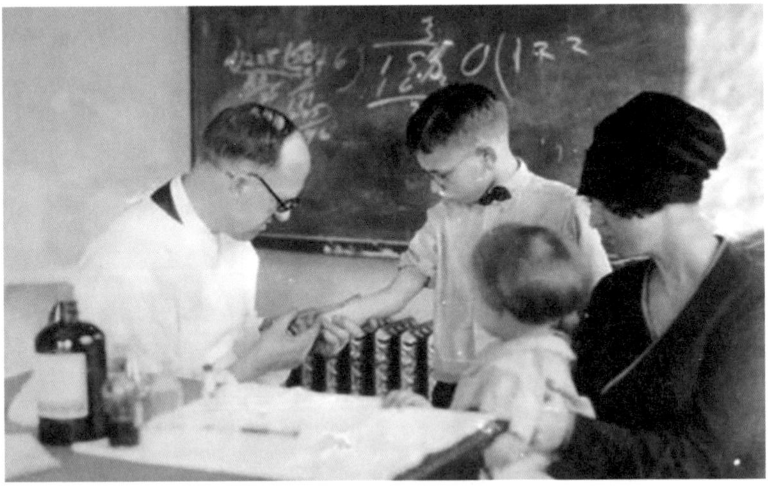

1915년 한 소년이 디프테리아 백신 접종에 앞서 '쉬크 검사'를 받고 있다. 쉬크 검사는 묽게 만든 디프테리아 독소를 피부에 소량 주사해 면역이 있는지를 사전에 알아보는 것이다. ⓒ 미국 국립암센터

현재 법정전염병 제1급에 속한다. 주로 인후통과 열이 생겨나며 심각하면 '크룹'이라고 하는 괴사가 생겨난다. 입안 목구멍 쪽에 흰색 줄기 무늬가 생기는가 하면, 팔이나 다리 등에 구멍이 생기기도 한다. 디프테리아 백신이 처음 개발된 것은 1923년이다. 디프테리아는 전염성이 심해 많은 사람이 고통받았는데, WHO에서 1974년부터 백신 접종을 권장하면서 현재는 전 세계 인구의 84%가 접종받고 있다. 현재는 디프테리아 환자를 찾아보기 어렵다.

파상풍은 상처 등을 통해 들어온 파상풍균이 외독소를 만들고, 이 병이 신경계를 침범하여 근육의 긴장성 수축을 일으키는 질환이다. 입을 벌리기 힘들고 심하면 몸이 활처럼 구부러지기도 한다. 파상풍 백신이 처음 개발된 것은 1924년으로, 제2차 세계대전 당시 병사들의 추가 감염을 막는 데 큰 역할을 했다. 일생 몸에 크고 작은 상

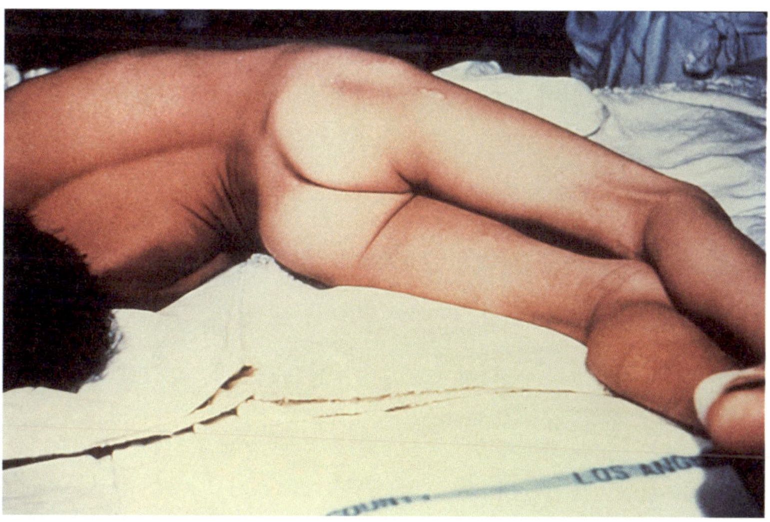

파상풍으로 인한 근육경련으로 고통받고 있는 환자

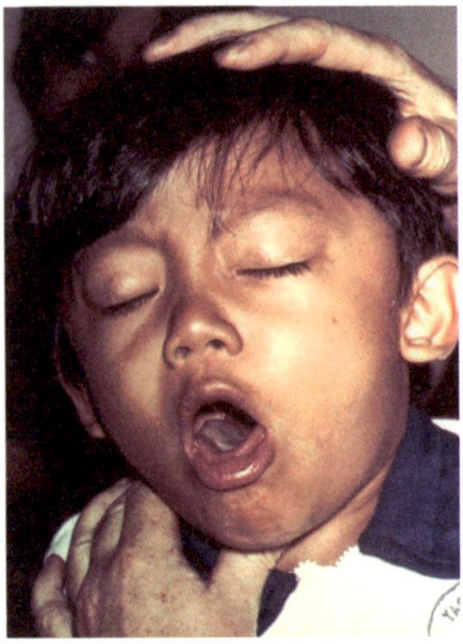

백일해에 걸려 기침을 하고 있는 어린이

처가 나는 경우가 적지 않기 때문에, 파상풍 백신을 맞은 사람의 95%는 많건 적건 백신의 효과를 보았다는 연구결과가 있다.

백일해는 톡소이드 백신이 개발돼 있는데, 세포를 죽여서 만든 불활성화 백신도 존재한다. 즉 두 종류가 모두 개발돼 있다. 이 둘을 구분하기 위해 불활성화 백신을 전세포 백일해 백신, 톡소이드 백신을 무세포 백일해 백신이라고 부르기도 한다.

최근에는 병원에서 같은 톡소이드 백신 계열인 파상풍과 디프테리아, 백일해 백신을 모두 섞어 사용하는 'DTaP' 백신을 이용해 한 번 접종으로 3가지 질병을 모두 예방하는 경우가 대부분이다. 여기서 'D'는 디프테리아, 'T'는 파상풍이란 뜻이다. 'aP'는 '톡소이드 계열 백일해 백신'을 뜻한다. 만약 여기서 백일해 백신을 일반적인 불활성화 백신(사백신)으로 바꾸어 만들면 DTwP 백신이라고 불린다.

참고로 성인에게는 백신의 성분을 조금 조정한 'Tdap'이 권장되고 있다. 대문자로 적은 백신의 분량이 더 많다는 의미다. 성인용 Tdap는 'T'가 대문자인 것으로 보아 상대적으로 파상풍에 주력한 조합이라는 것을 알 수 있다. 백일해는 한 번만 맞으면 되므로, 성인은 Tdap을 한 번 맞은 다음 10년 주기로 디프테리아와 파상풍 백신으로만 구성된 'TD'를 맞는 것을 권장하고 있다.

톡소이드 백신은 병원체의 유전물질을 사용하지 않으므로 부작용이 거의 없고, 예방 효과도 비교적 확실한 것이 장점이다. 백신을 개발할 때 병원체 그 자체를 주 항원으로 삼으면서도, 혹시 모를 '돌파감염(백신을 맞았음에도 감염되는 것)' 때 증세 경감을 목적으로 외독소에도 면역이 생기도록 하는 복합 예방법 등 다양한 방법으로 꾸준히 연구되고 있다. 약독화 백신이나 일반 불활성화 백신과 같이 백신 개발의 주된 방법이라고 보긴 어렵고, 핵산 백신 같은 첨단 생명과학 기법을 적용한 백신도 아니어서 현대에 그다지 주목받는 방식은 아니다. 그러나 병원체의 '독소'를 목표로 삼는 독특한 방식은 앞으로도 백신 개발과정에서 반드시 고려해야 할 유효한 수단 중 하나인 것은 틀림없는 사실이다.

DNA 재조합기술이 낳은 신기술 '재조합 백신'

백신의 주성분은 어디까지나 '항원'이다. 우리 몸의 면역체계가 여기에 대응해 항체를 만들도록 유도하고, 그 과정에서 '후천성 면역'을 얻을 수 있어야 백신으로서 가치가 있다. 다만 이때 세균이나 바이러스 등 질병을 일으키는 '병원체'를 그대로 이용하기 어려우므로 여러 가지 수단을 동원하게 된다. 과학자와 의료인들은 이 과정에서 의문을 품기 시작했다. 다양한 백신을 개발해오면서 전통적인 개발법으로는 한계가 있는 경우가 적지 않았기 때문이다. 연구자들은 새로운 방법을 고민하기 시작했다. 병원체를 일부 조작하는 것만으로 항원을 만들 수 없다면, 아예 처음부터 항원으로 작용하면서도 안전한 단백질 입자를 '실험실에서 만들면' 되지 않겠냐고 생각한 것이다. 이렇게 태어난 것이 이른바 '재조합 백신'이다.

재조합 백신은 실제로 대단히 유용하다. 백신 개발자가 'A라는 질병의 백신을 개발하라'는 지시를 받으면 가장 먼저 어떤 방법을 떠올릴까. 병원체와 인체의 생리학적 특성을 충분히 고려해 가장 효과가 뛰어난 방법을 찾아내는 것이 최선이겠지만, 빠르게 결과를 내고자 한다면 대부분은 '재조합 백신'을 먼저 떠올릴 것이다. 상당수의 질병에 대해 큰 문제 없이 백신을 개발할 수 있고, 세균이나 바이러스가 아니라 면역반응을 얻을 수 있는 일부 단백질 성분만을 만들어 항원으로 사용하므로 안전성도 확실하다.

백신용 항원을 얻는 방법은 여러 가지가 있다. 병원체를 가공해 사용하는 방법이 대표적인데, 독성을 중화시켜 만든 약독화 백신(생백신), 증식을 억제한 불활성화 백신 등이 주로 사용됐다. 이후 과학이 발전해 'DNA 재조합기술'이 개발되자 전통적 방법으로는 부족함을 느끼던 과학자들에게 새로운 전기가 됐다. 인간이 동물·식물, 미생물의 유전자를 편집할 수 있는 기술을 얻게 되면서 이 방법을 백신에 적용하는 기술이 다양한 방향에서 개발되기 시작했다.

DNA 재조합기술은 그 뿌리에 있는 기술이다. 이름 그대로 다른 생물의 유전자를 새롭게 조합하고, 그 결과 원하는 물질을 부산물로써 생산하도록 만드는 기술을 뜻한다. 이 기술을 써서 백신을 만든 것을 흔히 '재조합 백신'이라고 부른다. 주로 세균 등을 이용하며, 드물게 식물이나 동물의 세포를 배양해 사용하기도 한다. 이 과정에서 필요한 항원 물질, 즉 단백질을 부산물로 내놓으면, 이를 정제해 백신으로 쓸 수 있다. 보통 '재조합 단백질 백신'이라고 불리는 것은 이 때문이다.

여담이지만 재조합 기술은 백신뿐 아니라 의학계를 포함해 다양한 인간의 연구 및 생산활동에 쓰이는 중요한 기술이다. 재조합기술은 현대 분자생물학의 기본적인 기술 중 하나로 꼽히는데, DNA를 분리·조작하여 세포나 생물 내에 도입하고, 그 DNA를 늘려나가는 과정을 총칭한다. 생명체가 대사과정에서 내놓는 부산물(동물로 치면 땀이나 분변 등과 유사) 중 일부는 인간이 유용하게 쓸 수 있다. 유전자를 조작하기 편리한 대장균이나 곤충 등의 세포를 이용해 처음부터 원하는 종류의 유효성분을 최대한 대량으로 얻어내는 과정을 연구하는 경우가 의외로 많다. 이미 백신뿐 아니라 다양한 산업활동 전반에서 검토되고 있는 기술인 셈이다. 이 기술을 일반적으로 DNA 재조합기술이라고 부르며, DNA 재조합기술로 항원, 즉 단백질 생산이 가능한 미생물을 만들어 백신으로 개발한 것을 흔히 재조합 백신이라고 부른다. 간혹 재조합 백신이라는 단어를 바이러스 자체의 유전자, 혹은

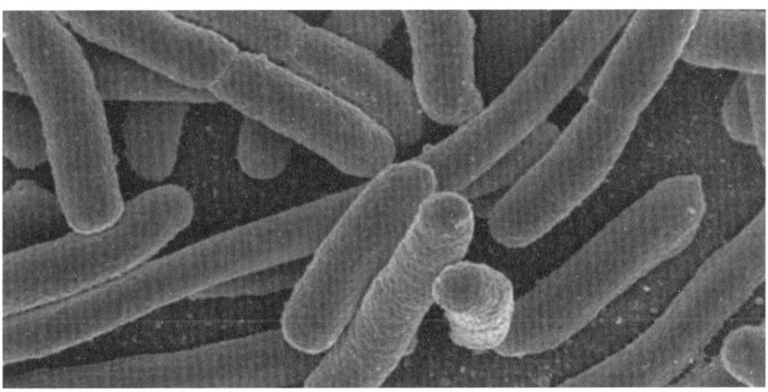

대장균의 전자현미경 사진. 대장균은 재조합 DNA 과정에서 가장 자주 사용된다.

우리 몸속 세포 자체를 편집하는 핵산 백신과 뜻을 혼용하기도 하는데, 이 경우 역시 유전자를 재조합(편집)하는 과정이 포함되기 때문으로 보인다. 그러나 '재조합 백신'이라고 하면 보통 이 같은 과정을 거친 '재조합 단백질 백신'을 뜻한다.

재조합 DNA의 제조 과정에서는 대장균이나 세포의 유전자 기능을 확인한 다음, 효소 등으로 필요한 부분, 백신의 경우 병원체의 DNA가 가지고 있는 항원 결정기의 정보를 포함하는 유전자를 잘라 삽입해 배양한다. 이 방법을 사용하면 백신뿐 아니라 다양한 물질의 생산이 두루 가능하다. 인슐린의 대량생산도 재조합기술이 있기에 가능했다. 유전자변형작물GMO 개발, 연구용 유전자 전환 동물 개발 등도 모두 이 기술이 기본이다. 응용할 경우 꼭 단백질만 생산이 가능한 것도 아니다. 화학적으로 생명체가 생산할 수 있는 부산물은 대부분 기대할 수 있다. 국내에서는 KAIST 이상엽 교수 연구진이 미생물의 유전자를 편집해 석유를 얻는 데 성공해 화제가 되기도 했다.

이렇게 만든 재조합 백신은 안정적이며 효과도 비교적 확실해 백신 개발과정에서 자주 쓰이고 있다. 이 방법으로 개발된 백신으로는 B형 간염 백신, 자궁경부암(인유두종바이러스) 백신 등이 유명하다. 모두 과거 약독화 백신이나 일반적인 불활성화 백신으로 대응하기 어려웠던 것들이다. 과거 극복이 어려웠던 질병을 인류가 통제할 수 있는 길을 재조합 백신으로 열어온 셈이다.

서브유닛 백신, 아단위단백질 백신 등 첨단 백신의 등장

재조합 백신은 살아있는 병원체가 아니며, 따라서 억지로 불활성화하는 과정을 거치지 않는다. 그런데도 굳이 구분한다면 큰 줄기에서는 불활성화 백신의 일종으로 보기도 한다. 불활성화 백신의 구분 방법 중 '바이러스 또는 세균의 일부 성분만 이용하는 '분획화 백신 Fractional Vaccine'에 해당하기 때문이다. 불활성화한 병원체 중, 전체가 아니라 면역에 필요한 일부 성분만을 분리해서 사용하는 경우다. 재조합 백신의 개발 목적 자체가 면역을 얻는 데 필요한 성분만을 선택적으로 생산하는 방식이라 결과적으로 같다고 보는 것이다. 이른바 서브유닛 백신Subunit Vaccine, 아단위단백질 백신Protein Subunit Vaccine 등의 용어도 대부분 같은 뜻으로 쓰인다.

재조합 백신은 면역에 꼭 필요한 성분만 선택적으로 생산해 사용하게 되므로 일반적인 불활성화 백신보다 안전성이 뛰어나며, 엉뚱한 면역이 생겨나는 일도 드물어 효과도 확실하다. 다만 살아있는 병

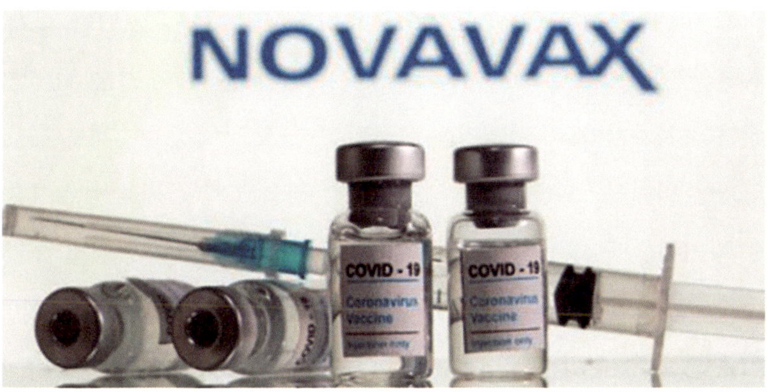

노바백스사가 개발한 코로나19 백신. 재조합기술로 개발됐다. © 노바백스

원체가 아니므로 몸속에서 병원체가 계속 증식하면서 면역체계와 싸우는 과정에서 생겨나는 강력한 면역 효과를 기대하긴 어렵다. 즉 원리만 놓고 보면 약독화 백신보다 면역 효과가 떨어지고, 불활성화 백신보다는 뛰어나다고 볼 수 있다. 다만 면역증강제(알루미늄염 등)를 같이 맞거나, 2회 이상 접종을 받는 식으로 약점을 극복한다면 면역 효과를 극대화하는 것은 가능하다.

코로나19 백신 중에서는 '노바백스' 백신이 이에 속한다. 노바백스 백신의 면역 성공률은 90.4%로 나타나 주목받고 있다. 2021년 6월 14일(현지 시각) 노바백스는 "미국과 멕시코에서 2만 9,960명을 대상으로 임상 3상 시험을 진행한 결과, 90.4%의 예방 효과를 보였다"고 밝혔다. 95%를 오가는 화이자나 모더나사의 백신과 비교하면 약간 떨어지지만, 이미 변이 바이러스가 상당히 퍼진 상황이었기 때문에 경우에 따라서는 더 효과가 뛰어나다고 보기도 한다. 일반적인 불활성화 백신 중에는 50%대의 낮은 예방률을 보이는 경우도 적지 않다는 걸 생각하면 대단히 효과가 뛰어난 편이다.

노바백스 백신은 코로나19가 우리 몸속에서 세포에 침입할 때 사용하는 '스파이크 단백질'을 항체로 사용한다. 대부분의 코로나19 백신과 마찬가지다. 이 단백질을 생산할 수 있도록 곤충(나방) 세포에 감염되는 바이러스의 DNA를 재조합해서 만들었다. 곤충을 감염시키는 바이러스에 스파이크 단백질을 생산하는 DNA 구조를 끼워 넣은 다음, 이 바이러스를 곤충 세포에 감염시켰다. 곤충의 세포를 스파이크 단백질을 생산하는 '공장'으로 활용한 것이다. 그리고 이 단백질을 정제·추출한 다음 식물에서 추출한 사포닌을 면역증강제로 추가

해 백신을 만들었다. 백신의 유효성분 중 일부를 식물 유래 사포닌으로 만들었기 때문에 알레르기 반응을 피할 수 있는 것도 장점이다. 코로나19 백신과 달리 영하 수십 도의 초저온 보관이 필요하지 않은 것도 장점이다. 영상 2~8도 냉장 보관으로도 장기 보관이 가능하다. 그러나 어떤 이유에서인지 노바백스는 미국식품의약국의 승인을 얻는 데 시간이 오래 걸려 판매가 늦어졌다.

노바백스를 국내에서 위탁 생산하고 있는 SK바이오사이언스도 자체적으로 코로나19용 재조합 백신을 개발 중인데, 이 방법 역시 스파이크 단백질을 항원으로 이용했다.

재조합 백신은 처음 개발이 진행되고 어느 정도 시간이 지나 이제는 '전통적인 기술'로 구분될 정도다. 그러나 DNA의 개념이 알려진 후 개발된 방법이라, 백신의 오랜 역사에서는 어엿한 첨단기법에 포함된다. 검증된 역사와 함께 가장 신뢰할 수 있는 백신 개발 방법으로 꼽히는 이유다.

자궁경부암 정복 이끈 '바이러스 유사입자 백신'

재조합 백신은 비교적 확실하게 면역을 확보할 수 있지만 한 가지 단점이 있다. 항원의 형태가 실제 병원체와 차이가 있어 면역반응이 약한 경우가 많다는 점이다. 충분한 면역을 형성하기 위해서는 두 차례 이상의 접종이 필요하며, 면역반응을 끌어올리기 위해 보조제를 추가로 사용하기도 한다. 이 때문에 과학자들은 백신의 효율을 한층 더 끌어올릴 방법을 고민하기 시작했다. 유전자 재조합기술로 얻은 단백질이 그 형태 때문에 '항원'으로서 효과가 낮다면, 처음부터

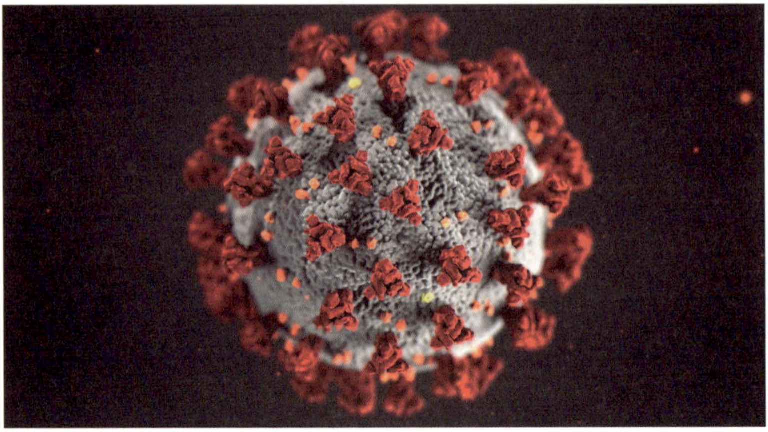

사스코로나바이러스. 현재 상당수의 코로나19 백신은 바이러스 끝 돌기(스파이크 단백질)를 목표로 삼고 있다. 바이러스의 형태는 면역을 결정하는 중요한 요인 중 하나다. ⓒ 미국질병관리청

바이러스와 비슷한 모양으로 만들면 면역 효과를 극대화할 수 있을 거라고 생각한 것이다. 이른바 '바이러스 유사입자Virus-Like Particle, VLP 백신'은 이렇게 태어났다. VLP는 현미경으로 살펴보면 겉보기엔 마치 살아있는 바이러스 같지만, 속에는 DNA가 들어있지 않으므로 인체 속에서 감염을 일으키지는 않는다. 이론적으로 대단히 합리적이고 안전한 형태의 백신인 셈이다.

최근 언론에서 '스파이크 단백질'이라는 단어가 자주 등장한다. 코로나19를 비롯해 다양한 종류의 바이러스가 우리 몸속으로 들어와 세포를 뚫고 들어갈 때 사용하는 돌기다. 지금까지 개발한 코로나19 백신 중 대부분이 '스파이크 단백질'을 항원으로 사용하는 백신들이다. 백신으로 후천성 면역을 얻은 우리 몸속 항체는, 나중에 코로나19를 일으키는 '사스코로나바이러스'가 들어오면 그 표면에 돋아나 있는 스파이크 단백질을 보고 달려들게 만들어진 것이다. 이처럼

바이러스의 겉모습은 면역을 얻을 때 대단히 중요한 요소다.

기존의 '재조합 백신'은 이런 점에서 약점이 있었다. 재조합 백신은 대장균 등의 유전자 기능을 인위적으로 조작해서 만든다. 예방하고 싶은 병원체의 DNA 일부를 잘라 대장균 등에 삽입해 배양하는데, 이렇게 만든 대장균은 대사 활동을 하면서 백신으로 쓸 수 있는 단백질 입자를 배출하게 된다. 이런 성분을 모아 백신으로 쓰는 것이다.

VLP 백신이란 바이러스 단백질이 자가조립을 통해 바이러스 유사입자 형태로 조립되는 백신이다. 이렇게 만들려면 극도로 작은 단백질의 구조를 바이러스와 비슷할 정도로 자유자재로 조립하는 기술이 필요하다. 그렇다면 어떤 방법으로 생명현상을 통해 생겨나는 단백질을 바이러스 형태로 만든다는 것일까.

이 과정에서 이용하는 것이 생명체가 가진 '발현 시스템'이다. 세균이나 효모, 곤충 세포, 식물 세포 등 다양한 생명체는 자신의 세포를 복제하면서 유전자 정보도 복제해 원래 모습과 같은 것을 만들게 되는데, 그 시스템에 '이러이러한 바이러스의 형태로 단백질을 복제하라'는 명령을 인위적으로 집어넣는 것이다. 이때도 DNA 재조합기술을 이용한다. 병원체(이 경우 주로 바이러스)의 유전자 정보를 정교하게 분석하고, 형태를 결정하는 부분까지 포함해 백신을 생산할 세포(숙주 세포) 속 유전자에 끼워 넣는 식으로 만들어 배양한다.

바이러스는 크게 껍질이 있느냐 없느냐에 따라 '외피형enveloped'과 '비외피형non-enveloped'으로 나뉜다. 바이러스를 흉내 내 만든 VLP도 당연히 이 두 가지 타입으로 나뉜다. 외피형이 크기도 더 크고, 더 복

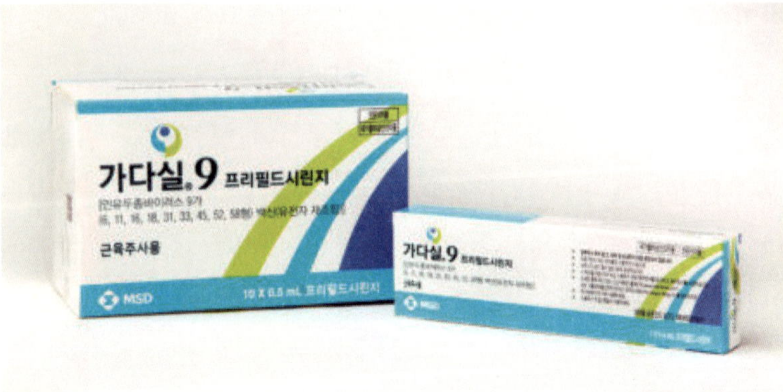

대표적인 바이러스 유사입자(VLP) 백신 '가다실'. 자궁경부암을 예방할 수 있다. © MSD

잡한 정보를 갖고 있다.

일반적인 재조합 백신을 만들 때는 세균이나 효모 등 단세포 생명체를 숙주로 이용하는 경우가 많은데, 사실 VLP를 만들 때는 이에 적합하지 않다. 단세포 생명체는 단백질을 조립하는 과정 등이 단순해 복잡한 형태의 단백질, 즉 바이러스의 겉모습을 꼭 빼닮은 항원을 만들기가 어렵기 때문이다. 그러나 세균이나 효모를 사용하면 생산 단가를 크게 낮출 수 있는 이점이 있어, 그리 복잡하지 않은 '비외피형 VLP'를 만들기 위한 연구는 계속되고 있다.

실제로 VLP 백신을 만들 때 자주 쓰이는 것은 곤충의 세포다. 이 방법을 이용해 독감인플루엔자 바이러스, 자궁경부암HPV·인유두종 바이러스, B형 간염HBV 등 다양한 질병의 원인 바이러스를 예방할 수 있게 됐다. 동물용 백신으로는 돼지 써코 바이러스PCV2 예방용이 나와 있다.

다만 짚고 넘어갈 부분이 있다. 곤충의 세포 속에 필요한 유전자 정보를 집어넣기 위해 '배큘로baculo'란 이름의 바이러스를 이용하는

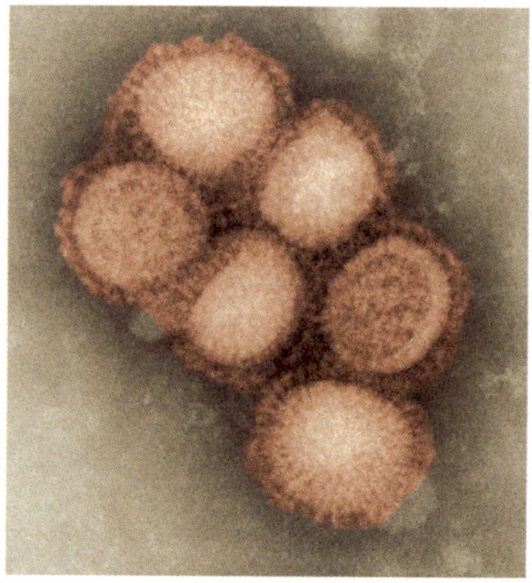

돼지 써코 바이러스

경우가 많다는 점이다. 크기가 아주 작은 바이러스에 DNA를 실어 곤충 세포 속으로 옮겨 넣는 것이다. 이렇게 만든 백신은 안에 배큘로바이러스나 혹은 그 성분이 남아 있을 수 있다. 감염을 일으킬 우려는 없으나 부작용 등의 원인이 될 수 있어 주의가 필요하다.

VLP 백신의 최대 장점은 향후 기술이 더 발전하면 식물에서도 백신을 얻을 수 있다는 점이다. 식물 세포 역시 발현 시스템을 갖고 있으므로, 그것을 이용해 백신을 생산하는 방식이다. 이렇게 되면 작물을 길러 유효성분을 걸러내는 것만으로도 백신을 생산할 수 있게 된다. 그러나 생산량이 상대적으로 떨어져 이를 극복하려는 추가적인 연구가 필요하다. 몇 해 전 미국 제약회사 노바백스사가 독감용 백신을 식물 세포를 이용해 개발하여 화제가 된 적이 있다. 이 밖에 차세대 AIDS 예방 백신, 광견병 및 A, C형 간염 백신 등 다양한 난치병 예방을 위한 VLP 백신 연구는 지금도 계속되고 있다.

VLP 백신은 바이러스의 구조를 그대로 흉내 내기 때문에 강력한 면역반응을 기대할 수 있다. 그러나 DNA는 포함하고 있지 않으므로 감염 역시 불가능해 대단히 안전하다. 입자 구조를 통해 면역을 얻기 때문에, 개발하기에 따라서 여러 종류의 바이러스를 한 번의 접종으로 모두 예방할 수도 있다. 면역세포 중 B세포, 수지상세포 등과 효율적으로 반응하기 때문에 대단히 높은 면역 효과를 기대할 수 있다. 이론상 어떤 종류의 바이러스라도 모습을 흉내 내 만들 수 있으며, 바이러스의 내부 DNA에 변이가 일어나도 전체적인 외부 모습이 크게 바뀌지 않는다면 면역반응을 기대할 수 있다. 변이 바이러스에 대한 대응능력 역시 높다는 뜻이다.

VLP 백신은 1980년대에 처음 등장해 이미 30년 이상의 역사를 가진 백신 제조법으로, 이미 실용화 사례도 적지 않다. 재조합 백신의 단점을 해결하고 면역반응이 강력하며, 점점 더 효율을 높일 수 있는 다양한 연구결과도 등장하고 있다. 미래 차세대 첨단 백신의 한 형태로 더욱 주목받고 있다.

Shot 3 미래를 여는 문, 유전자 백신

mRNA 백신과 DNA 백신, 바이러스벡터 백신

백신의 종류를 명확히 구분하기엔 다소 모호한 감이 있다. 자료마다 설명에 조금씩 차이가 있으며, 같은 백신을 두고 전문가마다 시각이 다른 경우도 적지 않기 때문이다. 과거에는 약독화 백신(생백신)과 불활성화 백신(사백신) 두 가지로만 구분했고, 실제로 그것으로 충분했으나, 현대에 이런 원칙을 철저히 지키기 어렵다 보니 최근에는 다시 4가지로 나누는 경우가 많다. 첫 번째와 두 번째는 기존의 약독화 백신과 불활성화 백신이며, 세 번째는 유전자 재조합기술을 이용한 '재조합 백신'이다. 마지막으로 꼽을 수 있는 것은 코로나19 이후 새롭게 조명받고 있는 핵산 백신, 즉 유전자 백신이다.

재조합 백신이나 유전자 백신, 두 가지 방식 모두 유전자공학 기술을 이용하지만 결정적인 차이가 있다. 재조합 백신은 유전자를 편집해 일단 세균 등의 미생물을 만들고, 그 세균이 만들어낸 부산물에서 항원 물질을 얻는다. 반면에 핵산 백신은 인간의 DNA(유전자의 본체)나 RNA(유전자 전달물질)를 이용해 인간 세포가 스스로 항원을 생산하도록 만든다.

흔히 DNA라는 단어를 들으면 한국어로 '유전자'를 떠올리는 경우가 많은데, DNA는 유전자 물질 중 그 본체를 뜻하는 말로, DNA는 핵산이라고 불리는 생체거대분자물질이다. 이 분자구조의 일부분이 유전자의 기능을 발현한다. 코로나19 유행 이후 여러 종류의 백신이 개발되면서 DNA 백신, 바이러스벡터 백신, mRNA 백신 등의 용어가 자주 쓰이는데, 이런 종류는 모두 유전자 백신에 속한다. 세 가지 모두 우리 몸속 세포가 항원을 생산하도록 항원 생산에 필요한 정보를 가지고 있는 유전정보를 전달하는 역할을 하는데, 이때 어떤 방법을 사용하느냐에 따라 그 이름과 작용기전이 조금씩 바뀐다.

불활성화 백신의 특징 중 하나는 약독화 백신과 비교하면 면역반응이 약하다는 점이다. 항원이 살아있지 않으므로 혈액 속에 '항체'가 생겨나는 '체액 면역'만이 일어나는데, 시간이 흐르면 항원의 형태를 기억하고 있는 면역세포(B세포)의 수가 줄어들게 되므로 대응력이 점차 떨어진다. 반대로 '약독화 백신'은 상대적으로 강력한 면역

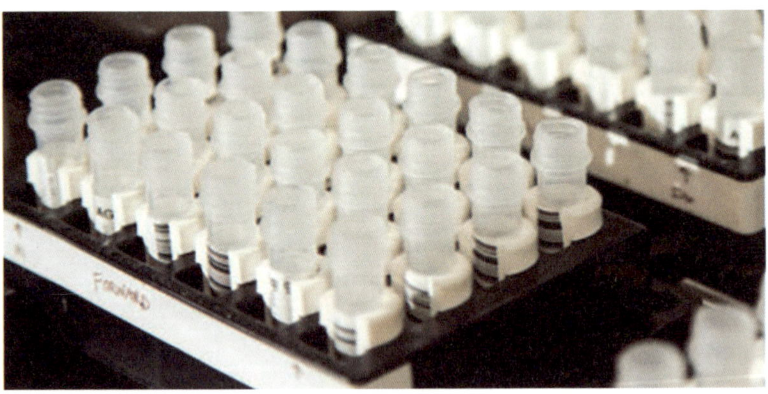

DNA 샘플이 들어있는 바이알 © 미국 국립암센터

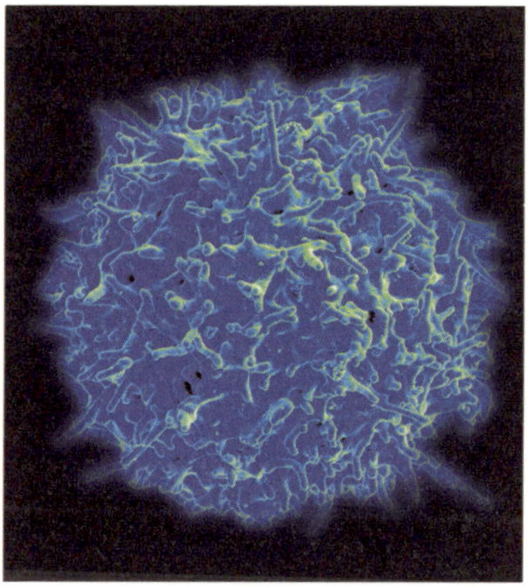

우리 몸속 T세포의 전자현미경 사진

효과가 있다. 이는 실제로 병원체에 감염된 우리 몸속 세포가 항원의 형태를 기억하면서 생겨나는 '세포 면역' 때문이다. 세포 면역은 세포가 우리 몸속 세포인지, 아닌지를 구별해내는 기능을 이용한다. 우리 몸의 면역세포 중 흉선에서 생겨나는 '세포독성 T세포'라는 것이 주위 세포의 신호를 듣고 감염된 세포를 공격하는 식이다. 항원의 종류와 특징에 따라 체액면역과 세포면역이 모두 활성화될 수도 있고, 세포면역의 활성은 효과적으로 일어나지 않을 수도 있다.

유전자 백신을 대표하는 3종류의 백신, 즉 DNA 백신과 mRNA 백신, 바이러스벡터 백신은 모두 체액 면역과 세포 면역을 동시에 기대할 수 있으며, 세포에서 항원 물질(코로나19의 경우 주로 스파이크 단백질)을 자체적으로 생산하도록 유도한다. 따라서 대단히 강력한 면역 효과를 기대할 수 있다.

세포에 '항원 설계도'를 실어 보낸다

코로나19의 유일한 장점은 아마도 인류의 백신 기술을 한 단계 끌어올리는 계기가 됐다는 점이다. 코로나19 등장 이전엔 DNA 백신이나 mRNA 백신, 바이러스벡터 백신과 같은, 이른바 유전자 백신에 대해 '차세대 백신 기술로 각광받고 있다'는 정도의 이야기만 많았을 뿐 실제로 상용화된 경우를 찾기는 어려웠다. 일부 백신이 동물용으로 개발된 바 있지만, 막상 인체에 적용한 사례는 없었다. 깐깐한 임상시험을 통과해야 하는데, 기존 사례가 없다 보니 개발하는 측도, 승인 기관도 기준을 어디에 맞춰야 할지 몰라 서로 암담하긴 마찬가지였다.

코로나19로 세계적 긴급상황에 이르자 화이자, 모더나 등 유명 제약회사들은 발 빠르게 mRNA 방식의 백신을 개발했다. 이 방식을 택한 이유는 가장 진보된 방식이라는 점과 더불어 효과가 뛰어날 거

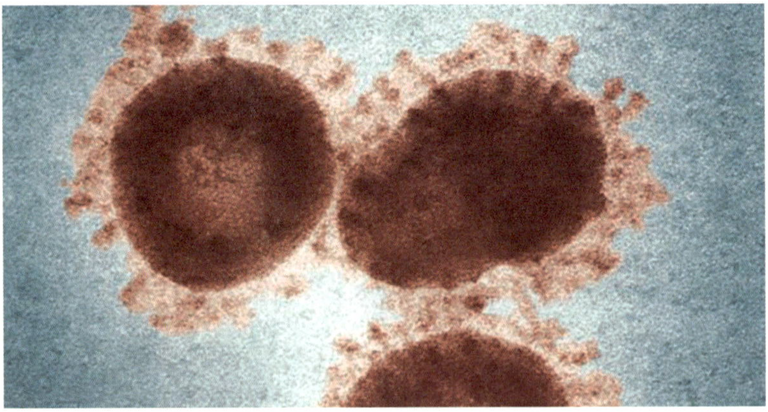

바이러스를 촬영한 투과전자현미경(TEM) 사진. 바이러스는 숙주 세포의 유전자를 변경해 스스로를 복제한다. 이 방법을 백신 개발에 이용한 것이 유전자 백신이다. ⓒ 미국 질병통제예방센터

라는 예상이 있었을 것이다. 하지만 무엇보다 '빠른 속도로 개발이 가능하다'는 장점이 크게 작용했다. mRNA 백신은 항원, 병원체(여기선 코로나19)의 유전자 형태만 파악하고, 그에 대응할 수 있는 유전정보만 합성해 사용하면 되므로 발 빠른 개발이 가능했기 때문이다. 그 결과 화이자와 모더나가 코로나19 백신 상용화 과정에서 1, 2위를 차지했으며, 현재도 대부분 국가에서 주력 백신으로 쓰이고 있다.

우선 mRNA 백신의 기본 원리부터 살펴보자. 유전자의 본체는 DNA다. 우리 몸이 어떤 세포들을 만들어야 하는지, 몸속 장기부터 전체적인 모습까지 어떻게 구성할지, 그리고 각각의 세포가 어떤 일을 해야 할지에 대한 정보가 모두 담겨 있다. 그리고 DNA가 지령한 정보를 '해석'한 뒤, 단백질을 만드는 곳에 '전달'하는 역할을 한다. 그 역할을 담당하는 것이 바로 RNA다. RNA는 여러 종류가 있지만, 여기서는 백신 제작에 쓰인 mRNA 역할만 살펴보도록 하겠다. mRNA

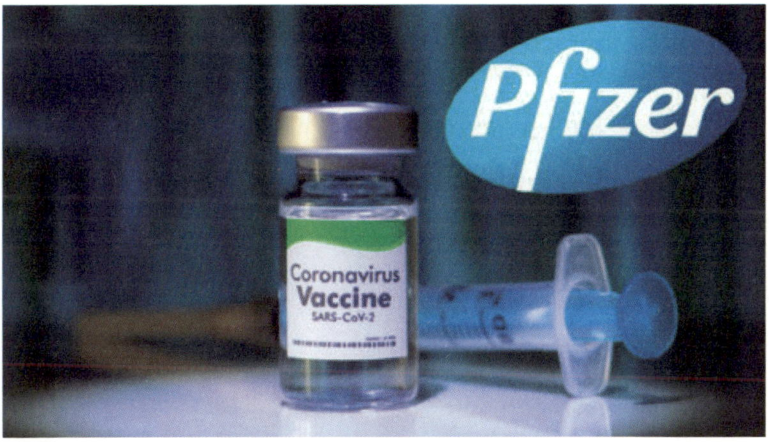

화이자가 개발한 코로나19 백신. 대표적인 mRNA 백신으로 꼽힌다. © 화이자

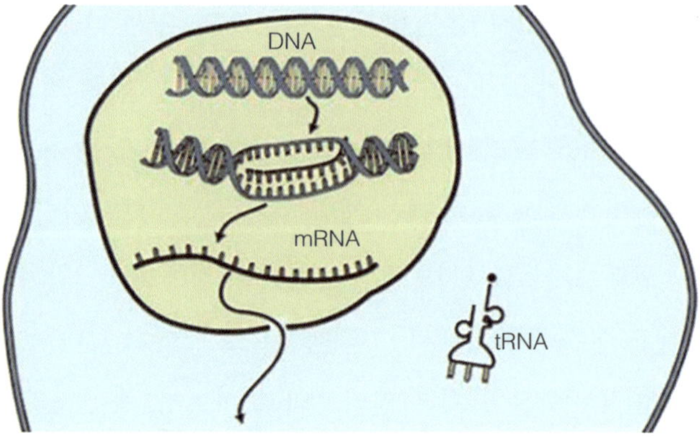

mRNA는 DNA로부터 유전정보를 복사한 뒤 세포핵 밖으로 가져와 단백질을 생산하는 리보솜에 전달한다.

를 흔히 메신저RNA, 혹은 전령RNA라고 하는데, 말 그대로 DNA가 가진 유전정보를 다른 곳에 옮겨주는 일을 한다. 즉 DNA가 설계자라면 mRNA는 공장에 보내주는, 설계도면을 담은 명령서인 셈이다.

이 명령을 받아든 우리 몸속 세포, 정확히 말하면 '리보솜'이라는 세포 속 소기관은 첨부된 설계도대로 착실히 단백질을 생산한다. 우리 몸이 다양한 세포를 만들며 생명활동을 하는 기본적인 원리다.

화이자나 모더나에선 이 원리를 이용해 백신을 만들었다. 코로나19 바이러스의 표면을 구성하고 있는 '스파이크 단백질'과 똑같은 모습의 단백질을 만들라는 mRNA를 인공적으로 만들어 주사로 맞는 것이다. 이렇게 되면 mRNA 신호를 받아들인 우리 몸속 세포는 명령에 따라 착실하게 스파이크 단백질, 즉 항원을 생산하게 된다. 이 항원에 반응한 우리 몸속 선천성 면역은 즉시 공격을 시작하며, 동시에 일부 면역세포(B세포 등)가 기억세포로 바뀌어 우리 몸속에 장기간 살아남는 원리다. 이렇게 되면 다음번에 코로나19 바이러스가 들어와도 즉시 물리칠 수 있게 된다.

이 방법의 또 다른 장점은 백신의 개발 및 생산속도가 대단히 빠르다는 점이다. 모더나 코로나19 백신은 생산 전 공정이 이틀밖에 걸리지 않는다.

DNA 백신, 세포 속에 DNA를 직접 전달하는 원리

반면 DNA 백신은 말 그대로 'DNA'를 이용한다. DNA를 그대로 항원으로 쓰는 것이 아니라, DNA가 우리 몸속에 들어오면 세포에서 mRNA를 합성하고 단백질 생산을 통해 항원을 생산하기 시작한다. 즉 우리 몸속 세포가 백신을 만드는 공장이 되는 것이다.

유전자 백신의 기본적인 원리는 바이러스가 우리 몸을 감염시키는 과정과도 비슷하다. 바이러스는 크기가 아주 작아 우리 몸에 들어오면 세포 속으로 파고드는데, 감염된 세포의 기능을 이용해 자신과 꼭 닮은 복제품을 생산하도록 바꾸어 놓는다. 그 바이러스는 주변 세포를 다시 감염시킬 것이다. 결국 바이러스와 우리 몸, 면역 사이에 세력 싸움이 일어나게 된다. 이때 면역 시스템이 승리해 복제된 바이러스와 감염된 세포를 모두 물리치면 건강을 회복하게 되고, 패배하면 증세가 점점 더 나빠져 심하면 사망에 이를 수 있다. 즉, 유전자 백신은 우리 몸속에서 항원을 자체적으로 생산하도록 만드는 기술이다.

우리 몸속에 끼워 넣을 유전자 구조는 당연히 병원체의 유전자 구조를 분석해서 알아낸다. 유전자란 생명체의 설계도인데, 병원체의 전체 유전자 구조를 끼워 넣으면 백신이 아니라 감염을 일으키는 원인이 된다. 따라서 병원체의 어떤 단백질(또는 아미노산 중합체) 구조가 항원으로 쓰일 수 있으면서도 몸속에서 복제됐을 때 재차 감염을 일으키지 않는지를 확인해, 그 부분만을 가져와야 한다. 또한 바이러스의 경우, 최대한 변이가 일어나지 않는 부분을 적용하는 것도 중요하다.

그렇다면 세포 속에 어떻게 DNA를 넣는다는 것일까. DNA 백신을 만들 때, DNA 성분을 그대로 주사로 맞는 방식으로 만드는 일은 거의 없다. 과거에는 식염수 등으로 묽게 만들어 근육주사로 맞는 경우가 있었으나 효과가 너무 적어 거의 쓰이지 않는다.

이 때문에 '플라스미드Plasmid'라는 것을 전달체로 사용하는 방법이 주로 쓰였다. 플라스미드는 세균의 세포 내에 복제되어 독자적으로 증식할 수 있는 작은 사이즈의 DNA이다. 세균을 정밀한 현미경으로 들여다보면 염색체 DNA가 있고, 그 이외에 플라스미드라고 불리는 작은 사이즈의 DNA를 볼 수 있는데, 이 플라스미드를 이용하는 것이다. 즉 필요한 항원 유전자의 DNA를 플라스미드에 끼워 붙여 넣은 다음 근육주사 형태로 맞는 식이다. 그러나 플라스미드를 사용하는 방법은 예상 외로 인간에게 효과가 적은 것으로 나타나 실용화에 제동이 걸리고 있다. 플라스미드는 일부 동물용 백신 개발에 쓰였으며, 지카바이러스, 메르스 같은 백신 개발과정에서 DNA 백신의 임상이 진행된 바 있다. 그러나 아직 인간용 백신 중에서 완전히 실용화된 것은 찾아보기 어렵다.

DNA 백신을 인체에 주입하는 방법으로는 현재 임상에서 효과가 검증된 전기천공법electroporation이 대표적이다. 본래 실험과정에서 세균이나 효모, 포유동물 세포에 DNA를 전달하기 위해 광범위하게 쓰이던 방법을 가져온 것이다. 특수 주입기를 피부에 대고 전기를 이용

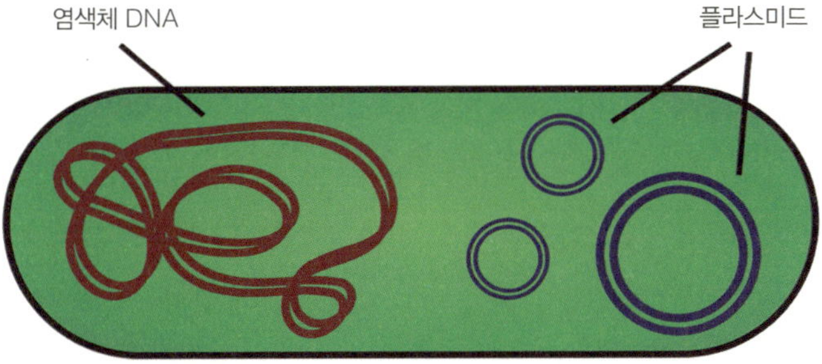

플라스미드가 들어있는 세균을 그린 그림. 그림에는 염색체 DNA와 플라스미드가 표현되어 있다.

해 세포막을 일시적으로 불안정하게 한 다음, 그 틈으로 플라스미드 DNA를 전달해 넣는 방식이다. 주입하는 과정에서 통증이 적지 않아 개선이 필요하다는 지적이 많다.

코로나19용 DNA 백신은 한국계 사장이 운영 중인 미국 바이오 기업 이노비오Inovio가 개발 중으로, 2021년 6월 임상 3상 시험을 시작했다. 다만 개발과정이 다소 험난한지 2022년 현재까지 실용화됐다는 이야기는 들리지 않고 있다. 초기에는 미국 정부의 전폭적인 지원을 받았지만 뚜렷한 성과를 내지 못하자 2021년 9월 미국 식품의약국은 이노비오에 임상 보류 조치를 내렸다.

옥스퍼드대학교 제너연구소에서도 '차드옥스1ChadOx1 nCoV-19'이라고 불리는 백신 후보를 개발해 연구 중이다. 초반에는 연구 진척이 상당히 빨랐으나 '차드옥스1'도 실용화 과정에 대한 소식이 아직 전해지지 않고 있다.

DNA 백신과 다른 유전자 백신인 '바이러스벡터 백신'과 'mRNA 백신'은 코로나19를 계기로 백신 개발에 성공하면서 새로운 백신 개발 플랫폼으로 자리 잡았다. DNA 백신은 코로나19 백신 개발 경쟁에서는 일차적으로 뒤처진 듯하지만 나름의 장점은 있다. 바이러스 벡터 백신은 바이러스를 전달체로 사용하며, mRNA 백신은 '지질 나노입자LNP'를 이용한다. 두 가지 모두 면역반응, 알레르기 등의 부작용을 유발할 수 있는 데 비해, DNA 백신이 사용하는 플라스미드는 그 자체로 유전물질의 일종이라 인체 투여 시에 부작용을 유발할 가능성이 거의 없다. 필요하다면 플라스미드를 구성하면서 면역증강물질(사이토카인) 등을 같이 표현하는 것이 가능해 다방면으로 응용이 가능하다는 장점도 있다. 이론적으로는 안전하고 뛰어난 방식으로 꼽힌다.

DNA 백신의 연구개발이 이루어짐에 따라 백신 개발이 어려웠던 난치성 질병을 안전하게 통제할 수 있게 해줄 가능성을 안고 있는 것만큼은 분명한 사실이다. 비록 코로나19 백신 개발 경쟁에선 뒤처졌지만, 지속적인 연구개발을 통해 미래 백신의 큰 축을 담당할 기술로 여전히 큰 기대를 모으고 있다.

mRNA 백신이 좋을까, DNA 백신이 좋을까

mRNA 백신의 원리 자체는 DNA 백신과 비슷한 점이 많아 DNA 백신과 mRNA 백신 중 어느 쪽이 더 우수하냐는 질문을 자주 듣곤 한다. 현재 DNA 백신은 아직 미국 식품의약국이나 WHO의 승인을 받은 것이 없어서 직접적인 비교를 하기는 어렵다. 다만 원리만을 놓고 비교할 땐 다음과 같은 특징을 예상할 수 있다.

화이자나 모더나 같은 mRNA 백신은 mRNA를 그대로 사용하므

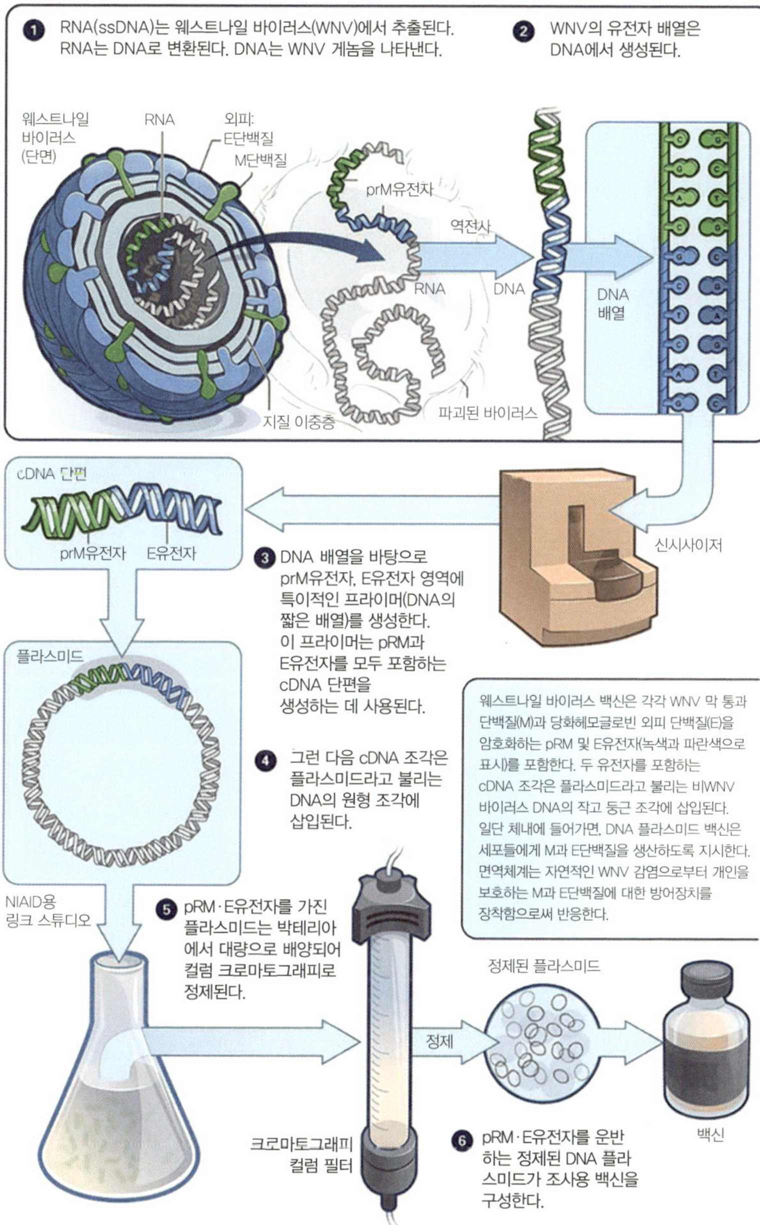

웨스트나일 바이러스 백신은 각각 WNV 막 통과 단백질(M)과 당화헤모글로빈 외피 단백질(E)을 암호화하는 pRM 및 E유전자(녹색과 파란색으로 표시)를 포함한다. 두 유전자를 포함하는 cDNA 조각은 플라스미드라고 불리는 비WNV 바이러스 DNA의 작고 둥근 조각에 삽입된다. 일단 체내에 들어가면, DNA 플라스미드 백신은 세포들에게 M과 E단백질을 생산하도록 지시한다. 면역체계는 자연적인 WNV 감염으로부터 개인을 보호하는 M과 E단백질에 대한 방어장치를 장착함으로써 반응한다.

웨스트나일 바이러스 DNA 백신의 제조 원리

로 빠르고 강한 면역을 얻을 수 있다. 코로나19 초기형 바이러스에 대해서는 예방률 95%에 달하는 높은 효율을 보여주기도 했다. DNA 백신은 우리 몸에 주입한 DNA가 세포핵에 자리를 잡는 과정, 즉 '형질주입' 과정을 거쳐, 세포핵이 필요한 mRNA를 생산하도록 하는 과정이 필요하다. 두 가지 방법 모두 mRNA가 필요한데, DNA 방식은 mRNA조차 세포핵에서 생산되도록 만드는 반면, 화이자나 모더나 등은 mRNA를 직접 몸속으로 넣는다는 차이가 있다. DNA 방식은 이 단계에서 효율이 다소 떨어진다는 지적이 있다.

다만 DNA 백신은 지속적으로 mRNA를 보낼 수 있으므로, 항원 단백질(코로나19의 경우 스파이크 단백질)도 비교적 꾸준히 생산할 수 있다. 지속적으로 항체 농도를 유지하는 것이 가능하다는 의미다. 따라서 DNA 백신의 면역 유지 기간이 더 길어질 수 있어 부스터샷의 필요성이 낮을 공산이 크다.

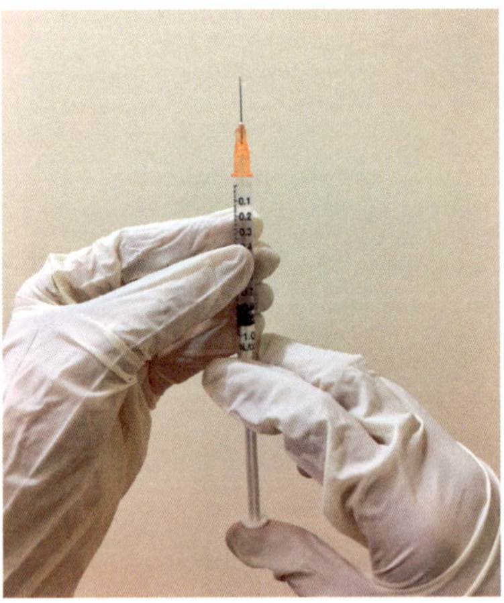

DNA 백신은 우리 몸속 세포핵에 다른 유전자 형질을 주입하기 때문에 이 과정에서 부작용 우려가 생긴다.

다만 실제로는 이 역시 큰 차이가 없을 거라는 지적도 있다. DNA 백신의 변형이라 볼 수 있는 바이러스벡터 백신(아스트라제네카 개발방식)도 현실적으로 면역 유지 기간이 두드러지게 길다는 보고는 찾기 어렵다.

부작용 면에서는 서로 장단점이 있다. DNA 백신은 우리 몸속 세포핵에 다른 유전자 형질을 주입하기 때문에 이 과정에서 부작용 우려가 생긴다. 이는 감기만 걸려도 바이러스에 의해 쉽게 일어나는 현상으로 특별한 상황이 아니면 문제가 되는 일은 거의 없으나, 이 과정에서 선천성 면역반응이 나타나며 발열, 오한 등의 다양한 부작용이 일어날 수 있다. 이와 달리 mRNA는 우리 몸속 DNA를 일절 손대지 않는다. 백신으로 주입된 mRNA가 세포핵 밖의 명령을 전달할 뿐이다. 스파이크 단백질 생성이 끝난 다음에는 세포가 mRNA를 제거해버리기 때문에 mRNA가 사람의 유전정보를 바꿀 수는 없으며, 이 과정에서 생겨나는 부작용은 상대적으로 적다.

그러나 약물에 의해 알레르기 반응이 일어날 가능성은 mRNA 백신이 더 불리해 보인다. RNA는 구조가 매우 취약해 주위 환경에 따라 가지고 있는 정보가 흐트러질 우려가 있다. 스파이크 단백질을 생산하라고 보낸 mRNA 중 일부는 망가진 설계도를 담고 있을 우려가 있다는 뜻이다. mRNA는 중간에 유전정보가 일부 헝클어져도 이를 자체적으로 복구할 능력을 갖추고 있지 않다. 만일 이렇게 세포 속에서 잘못 생산된 단백질이 문제를 일으키면 부작용을 겪게 된다. 이 문제를 막기 위해 mRNA를 우리 몸속에 넣기 전에 '지질 나노입자LNP'로 감싸야 하는데, 도리어 이 물질에 알레르기 반응을 나타내는 경우도 있다. 화이자나 모더나는 지질 나노입자 중에서도 PEG(폴리에틸렌글

라이콜)라는 성분을 사용하는 것으로 알려져 있으며, 이 물질에 대한 알레르기가 보고된 적이 있다. 물론 이와 같은 mRNA 백신의 알레르기 작용은 기존 백신에서도 찾아볼 수 있다. mRNA 백신의 안전성은 원리 면에서 기존의 약독화 및 불활성화 백신 등과 비교하면 도리어 높은 편이다. 반대로 DNA 백신은 RNA보다 비교적 구조가 튼튼한 DNA 본체를 그대로 사용하며, 이 역시 핵산 물질의 일종인 '플라스미드'로 감싸 전달하기 때문에 mRNA보다 상대적으로 부작용 위험이 낮다.

따라서 mRNA 백신의 부작용을 최소화하기 위해선 더욱 효과적인 약물 전달체 시스템DDS, Drug Delivery System의 개발이 필요하다는 이야기가 나온다. 지질 나노입자의 형태나 성분, 구조, 취급방법 등을 개선해 효율을 높일수록 RNA가 전달 과정에서 파괴될 우려도 줄어들며, 알레르기 반응 역시 피할 여지가 생기기 때문이다. mRNA 백신이 현재까지 인류가 실용화한 백신 기술 중 가장 진보한 것이라는 데 이견이 있는 사람은 많지 않다. 지속적인 연구개발로 미미한 일부 단점만 극복한다면 앞으로도 수많은 질병으로부터 인류를 지켜줄 강력한 무기가 되는 건 분명한 사실이다.

'아스트라제네카'와 '얀센'은 왜 더 이상 쓰이지 않을까

mRNA 백신과 DNA 백신에 대해 알아보았으니 이제부터는 '바이러스벡터 백신'에 대해 알아보자. 바이러스벡터 백신은 바이러스가 인간을 감염시키는 능력을 이용한다. 바이러스는 세포 내로 들어가 자신의 유전자를 숙주 세포에 끼워 넣은 다음, 세포의 대사기능을 이용해 자신을 복제한다. 이런 특징을 이용해 바이러스의 복제 기능은 제거하고, 예방을 위해 바이러스의 항원만을 생산하게 하는 것이 바이러스벡터 백신이다.

유전자 백신 중 DNA 백신은 아직 본격적으로 실용화된 것이 없지만, mRNA 백신과 바이러스벡터 백신은 이번 코로나19 팬데믹에 대응하면서 빠르게 실용화됐다. 가장 빠르게 승인이 난 것은 미국 제약기업 화이자와 모더나가 각각 개발한 백신인데, 이 두 종류는 mRNA 방식으로 현재까지 등장한 백신 기술 중 가장 진보한 기술로 꼽힌다. 이보다 조금 늦긴 했지만, 다국적 제약회사 '아스트라제네카'와 영국 옥스퍼드대학교에서 개발한 백신도 2021년 2월 WHO 인증을 받아 전 세계적에서 쓰이고 있다. 또한, 2021년 2월 미국 존슨앤존슨의 자회사 '얀센'이 개발한 코로나19 백신도 미국 식품의약국으로부터 긴급승인을 받아 쓰였다. 이 두 종류는 바이러스벡터 백신이다. 러시아가 개발한 '스푸트니크V' 백신 역시 바이러스벡터 방

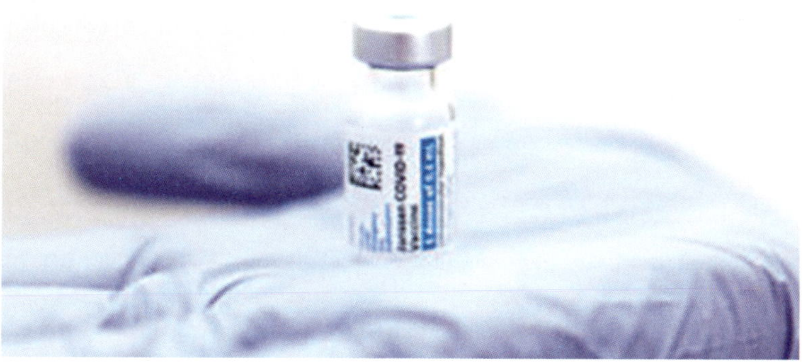

존슨앤존슨 자회사 '얀센'이 개발한 코로나19 백신. 아스트라제네카와 같은 바이러스벡터 백신이다.

식으로 개발됐다.

바이러스벡터 백신은 다른 말로 바이럴 벡터Viral Vector 백신이라고 적기도 하는데, 'Viral'이 바이러스라는 뜻이므로 사실 같은 말이다. 벡터란 전달체라는 뜻으로, 유전자를 전달하기 위해 바이러스를 사용한다는 뜻이다. 다만 이 과정에서 벡터로 사용할 바이러스 속 DNA를 항원 생산기능을 갖춘 DNA로 바꿔 넣어야 하므로, 제조 과정에서 유전자공학을 이용해 바이러스 자체를 수정(재조합)할 필요가 있다. 따라서 바이러스벡터 백신을 간혹 '재조합 바이럴 벡터' 등의 이름으로 부르는 경우가 있는데, 대장균 등을 이용해 항체를 생산하는 '재조합 백신'과 혼동할 수 있어 코로나19 이후에는 대부분 '바이러스벡터 백신'이란 용어를 사용하는 것으로 보인다.

이때 사용하는 바이러스는 사람에게 감염을 일으키지 말아야 하므로 그에 대한 대책이 필요하다. 동물에게만 증상을 일으키는 것을 사용하거나, 증세가 매우 미미한 바이러스를 선택하고, 이조차 감염을 막기 위해 약독화 등의 추가 대응책을 마련한다. 참고로 아스트라제네카 백신은 침팬지의 아데노바이러스Adenovirus를, 얀센 백신은 사람의 아데노바이러스를 사용하는 것으로 알려져 있다. 아데노바이러스는 독감이 아닌 '일반 감기' 바이러스로 알려져 있다. 아스트라제네카와 얀센, 두 종류의 백신은 같은 원리에서 개발된 것이라 여러 면에서 흡사하다. 아스트라제네카 백신은 두 번 접종해야 하고, 얀센은 한 번만 접종한다는 차이가 있는데, 아스트라제네카 백신을 한 차례만 접종해도 얀센에 필적하는 효과가 있다. 옥스퍼드대학교에서 2020년 12월 영국, 브라질, 남아프리카공화국 등의 18~55세 성인

1만 7,000명을 대상으로 아스트라제네카를 1회만 접종하는 임상시험을 한 결과, 예방률 76% 수준에서 3개월가량 면역이 유지됐다.

바이러스벡터 백신은 바이러스의 성질을 이용한다는 점에서 이론적으로는 매력적으로 다가오지만, 현실적으로 DNA 백신이나 mRNA 백신과 비교하면 약점이 있다. 우선 벡터로 사용한 바이러스 자체에 우리 인체가 면역을 가질 수 있다는 점이 문제다. 아군이 타고 이동하는 트럭용으로 적군에게서 노획한 것을 사용하는 셈이라 재차 아군의 공격을 받을 위험이 있다. 만약 과거에 벡터와 유사한 계열의 병원체, 즉 아스트라제네카의 경우 과거 아데노바이러스 형질의 감기 등에 걸려 면역이 강하게 남아있는 사람이라면 벡터가 세포에 접근하기도 전에 우리 몸속 면역 시스템의 공격을 받을 수 있다. 예방 효과가 떨어질 수 있다는 말이다. 백신을 두 차례에 걸쳐 맞는 경우, 1차 접종을 받고 벡터 바이러스에 면역이 생겨 2차 접종은 효과가 떨어질 우려도 있다. 다만 이런 단점은 다른 유전자 백신과 비교했을 때의 일이며, 불활성화 백신 등과 비교하면 여전히 효과가 뛰어난 편이다. 아스트라제네카, 얀센과 같은 바이러스벡터 백신의 예방률은 70% 정도인데, 불활성화 백신인 중국 시노팜, 시노백 등은 50%대다. 같은 불활성화 백신인 인플루엔자(독감) 백신의 예방률도 그와 비슷하다. 물론 이런 예방률은 초기 임상결과이다. 이미 델타, 오미크론 등의 변종이 우세종이 된 상황에서 바이러스벡터 방식의 예방률은 크게 떨어지는 것으로 보인다.

부작용도 논란이 됐다. 바이러스에 의한 실제 감염이 필요한 방식이라 알레르기 반응을 100% 피하기 어렵고, 선천성 면역반응이 강하게 일어나므로 이 과정에서 적잖은 부작용이 나타나기 때문이다. 삼성병원 연구진에 따르면 아스트라제네카를 맞은 사람의 경우 주사 부위 통증은 77.7%, 근육통은 60.5%, 피로감은 50.7%, 두통은 47.4%, 오한이 41.2%, 발열은 36.1%의 확률로 나타났다. 이 정도면 접종을 받은 사람 대부분은 한 가지 이상의 부작용을 호소한다는 뜻이다. 연구진은 "아스트라제네카를 맞은 사람이 부작용으로 약물치료를 받을 가능성은 화이자보다 무려 9.5배 높다"고 밝히기도 했다.

일부 환자에게서 심각한 상황으로 발전하는 부작용도 있다. 미국 질병통제예방센터나 유럽 의약품청EMA 등은 백신과 혈전증의 연관성을 인정하기도 했다. 덴마크와 노르웨이 접종자들을 분석한 결과 100만 명당 110명에게서 혈전, 즉 굳어진 작은 핏덩이가 발생하는 것으로 나타났다. 뇌혈관 등 중요 혈관이 막히면 위험한 상황이 생길 수 있다. 이후 선천성 면역이 강하고, 코로나19 감염에 의한 사망 위험이 혈전 발생 위험보다 낮은 30세 미만 젊은 층에 대해서는 접종을 하지 않고 있다.

이런 혈전증은 아스트라제네카는 물론 같은 원리로 만든 얀센 백신에서도 보고되었다. 원리상 바이러스에 일단 감염되어야 하는데, 이 과정에서 벡터로 쓰인 아데노바이러스가 원인이 아니냐는 지적이 많다. 러시아의 스푸트니크V 백신의 경우 혈전 부작용은 아직 보고되지 않았으나, 그 전 단계인 혈소판 감소증은 일부 보고되고 있다. 다만 독일 괴테대학교 연구진이 최근 이 문제 해결의 실마리를 밝히면서, 앞으로 개발될 차세대 바이러스벡터 백신의 혈전 부작용 해소가 가능할지 관심이 쏠리고 있다. 연구진은 실험 결과 아데노바

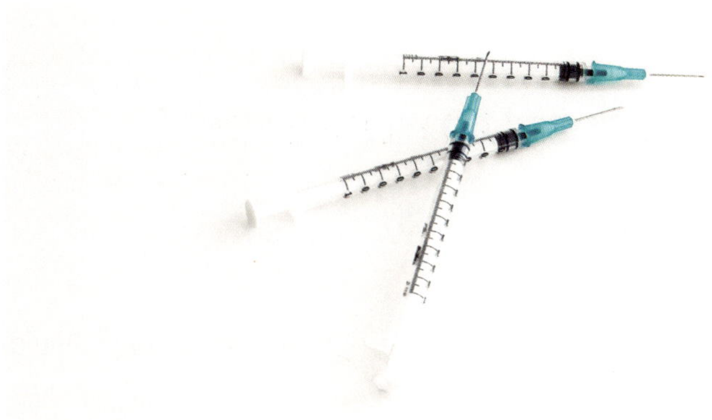

미국 질병통제예방센터나 유럽 의약품청(EMA) 등은 백신과 혈전증의 연관성을 인정하기도 했다.

이러스가 세포막을 뚫고 세포질로만 들어가는 것이 아니라, 더 나아가 세포핵까지 뚫고 들어가는 것이 원인이라고 밝혔다. 이 경우 항원이 생산되는 과정에서 변형된 코로나바이러스의 스파이크 단백질 항원이 만들어질 수 있다. 이렇게 변형된 항원 자체, 또는 이 변형된 항원에 의해 우리 몸이 만들어낸 항체가 혈소판에 작용하면 혈전증을 유발할 가능성이 있다는 뜻이다. 연구진은 백신 제조 과정을 점검하는 것으로 이 문제를 해결할 수 있을 것으로 보고 얀센 측과 접촉하고 있다.

바이러스벡터 백신은 코로나19 이후 주목받기 시작한 차세대 백신 기법 중 하나다. 여러 가지 논란이 있지만, 세계적으로 코로나19 백신이 충분하지 않은 상황에서 인류 최대의 팬데믹을 저지하는 데 큰 역할을 했다. 앞으로 추가 연구 및 임상을 통해 부작용을 최소화한다면 안전하고 확실한 유전자 백신의 한 종류로 활약할 수 있을 것으로 기대해본다.

차세대 코로나19 백신 기술 엿보기

코로나19 이후 백신 기술이 급격히 진보하고 있으나 여전히 이 미증유의 바이러스를 정복하기엔 부족한 감이 있다. 백신의 생산과 보급이 바이러스의 전파속도를 따라가지 못한 데다, 현재 백신이 충분히 공급되지 않고 있기 때문이다. 화이자와 모더나의 mRNA 백신은 섭씨 영하 20도 또는 70도의 콜드체인에서 유통되어야 하므로 적잖은 비용이 발생하며, 아프리카나 남미의 가난하고 인구가 밀집해 있는 지역에서는 이마저도 공급이 어렵다.

한 번 맞은 백신의 지속성에 대해서는 아직도 우려가 적지 않다. 현재 개발된 백신들은 코로나19 확산 초기에 빠른 개발을 목표로 하다 보니 지속성에 대해 충분한 관찰을 하기가 어려웠다. 더구나 다양한 변종 바이러스가 생겨나면서 우려를 낳고 있어 새로운 백신 출현을 요구하고 있다. 델타 바이러스에 대해선 효과가 67% 정도였던 아스트라제네카 백신이 오미크론 백신에 대해선 효과가 거의 없는 것으로 밝혀지는 등 기존 백신이 빠르게 무력화되고 있다.

Omicron BA.1 (alias B.1.1.529.1)

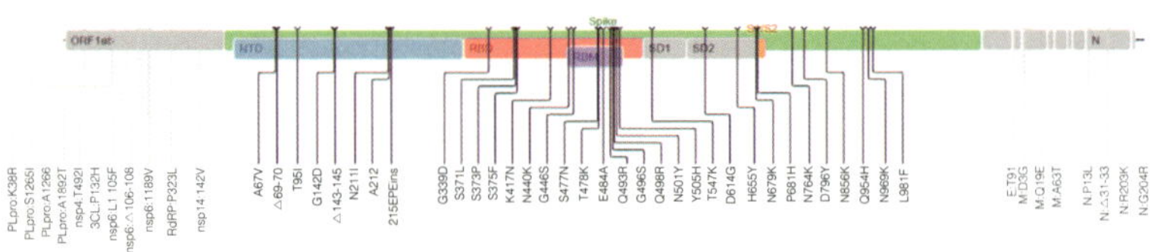

오미크론 게놈 서열(Genomic sequence)
SARS-CoV-2 델타 변이는 스파이크 단백질에 16개의 변이를 포함하고 있으나 오미크론은 무려 2배인 32개의 변이를 보유하고 있다.

전체적으로 변종은 차츰 위험성이 낮아졌지만, 경우에 따라선 치명률이 높은 '또 다른 신종'이 출현할 가능성도 있어 빠른 대응이 필요하다. 이 때문에 생명과학 및 의학 연구자들은 더 효과가 뛰어나고 지속기간도 충분한 차세대 백신 개발을 이미 시작했다. 포스트 코로나 시대, 인간과 함께 살아야 할 코로나19 변종에 충분히 대응하기 위해서라도 차세대 백신 연구는 반드시 진행돼야 한다. 이런 기술은 코로나19뿐 아니라 앞으로 언젠가 출현할 또 다른 바이러스를 예방하기 위해서라도 꼭 필요하다.

화이자 · 모더나 백신의 후계자 '자가증폭 RNA' 백신

2022년 미국 과학잡지 〈사이언티픽 아메리카〉의 연초 발표에 따르면 2세대 코로나19 백신은 240여 종에 달한다. 이후 새롭게 개발을 시작한 경우도 있을 수 있으므로, 수백여 종의 신규 백신 기술 개발이 이뤄지고 있는 걸 알 수 있다. 이 중 특정 기술만 개발해 학문적 지식으로 남는 경우도 많지만, 이런 기술 중 몇 종은 실제 백신 개발로 이어지게 된다.

다양한 차세대 백신 중 첫 번째로 꼽히는 것은 '자가증폭 RNASelf-Amplifying RNA 백신'이다. 코로나19 이후 등장한, 가장 최첨단 백신으로 평가받고 있는 mRNA 백신, 즉 화이자 또는 모더나 백신을 한층 더 보완한 것이다. 기본적인 원리는 같지만, 백신을 맞은 우리 몸속에서 계속해서 증폭되게 하는 기술이다.

이렇게 하면 DNA 백신과 어떤 차이가 있는지 궁금해질 것이다. 기존 mRNA는 세포에서 항원, 즉 면역 단백질(코로나의 경우 스파이크 단백질)을 생산하도록 유전자 신호물질mRNA을 주사로 몸에 넣는 것이다. 즉 mRNA의 양이 부족하면 효과를 보기 어렵고, 한 번 몸속에 들어온 mRNA가 다 소진되면 항원의 생산도 중지된다. 화이자나 모더나 백신을 두 차례에 걸쳐 맞는 이유가 이것 때문이다. 2회 접종을 마친 후에도 일정 기간이 지나면 면역을 다시 높이기 위해 '부스터샷'을 맞는다.

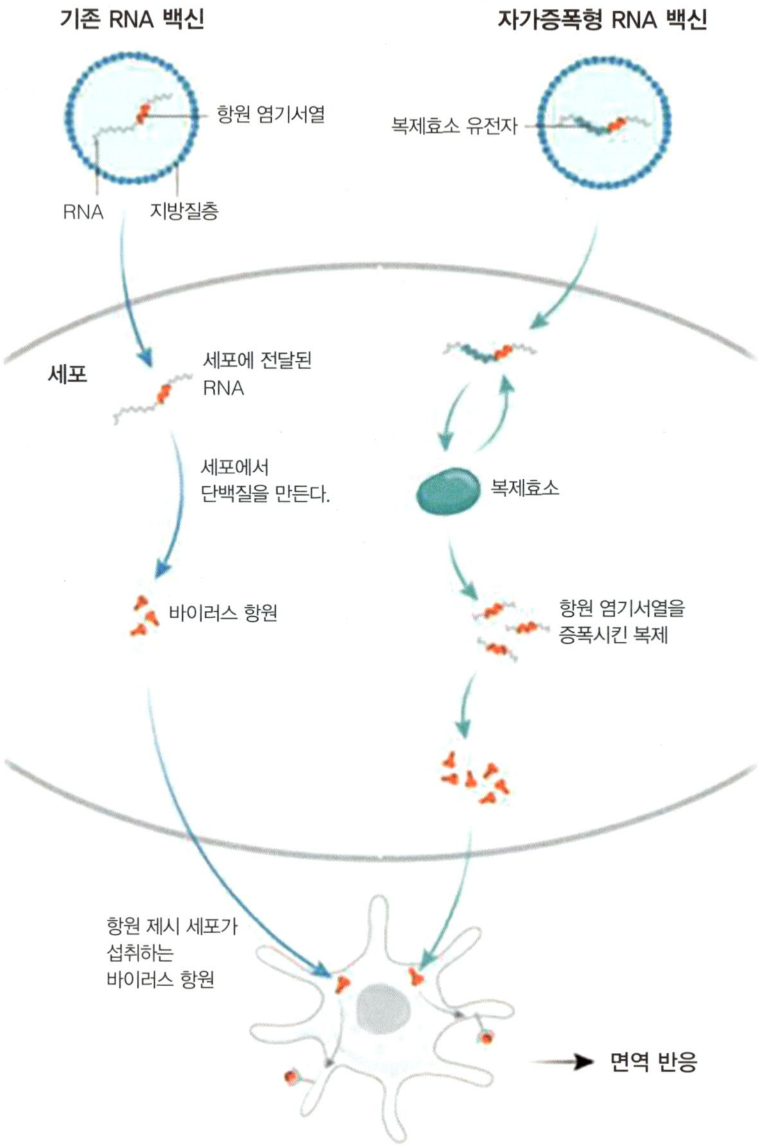

RNA 백신과 자가증폭 RNA 백신 비교 © Nature

이러한 단점을 해결하기 위해 백신 구성요소 중에서 자가증폭self-amplifying에 관여하는 '복제유전자'를 삽입한다. 항원을 생산하는 mRNA와 함께, mRNA 복제가 가능한 효소를 생산하는 명령(이것 역시 mRNA이다)을 함께 집어넣는 것이다.

이렇게 되면 세포 속 조직(리보솜)은 항원 생산에 필요한 mRNA를 복제하는 효소를 생산하게 되고, 이 효소는 함께 들어온 mRNA를 자신의 수명이 다할 때까지 계속해서 복제한다. 이는 원리 면에서는 순수 DNA 백신과 비슷하지만, DNA 전체를 사용하지 않고 mRNA를 사용해 복제기능 자체만 세포핵 밖에서 구현한다는 점에서 차이가 있다. 김연수 충남대학교 신약전문대학원 교수는 "DNA 백신과 달리 세포핵 밖에서 mRNA를 복제하는 방법으로, 국제적으로 4~6종의 기술들이 연구되고 있다"고 설명했다.

이렇게 하면 주사로 맞은 mRNA가 모두 소진될 경우 면역이 떨어지는 기존 방식과 비교해 면역 유지 기간을 큰 폭으로 올릴 수 있으며, 백신을 한 번만 맞아도 효과가 충분한 것이 장점이다. 독일 바이오텍, 벨기에의 지피우스 백신Ziphius Vaccine 등의 기업에서 이 방식의 차세대 백신을 연구 중이다. 화이자 등도 관련 연구를 시작한 것으로 알려졌다.

국내에선 DNA 백신 기술을 응용해 이와 유사한 형태의 백신을 개발 중인 곳이 있다. 제약기업 '제넥신'에서는 'DNA 기반 mRNA 복제 및 증폭 기술Plasmid DNA-based self-amplifying mRNA'을 적용한 차세대 코로나 DNA 예방 백신을 개발해 2021년 6월 특허를 신청했다.

다시 뛰는 재조합 백신 기술, 역대급 백신 곧 나온다

백신 기술의 강자는 누가 뭐라고 해도 역시 '재조합 백신'이다. 확실하고 안정적으로 백신을 생산할 수 있고, 유통도 간편하기 때문이다. 코로나19 등 신종 바이러스에 대응하기엔 무리라는 지적이 있었지만, 재조합 백신 역시 빠르게 발전하

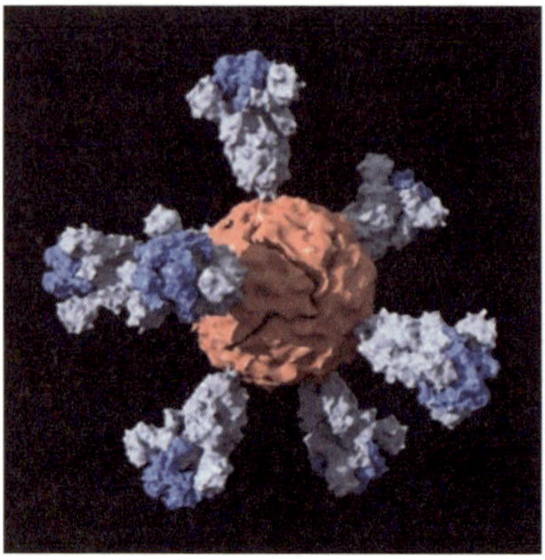

피터 김 스탠퍼드대학교 생화학과 교수 연구팀이 개발한 코로나19 나노입자 백신 ⓒ 스탠퍼드대학교

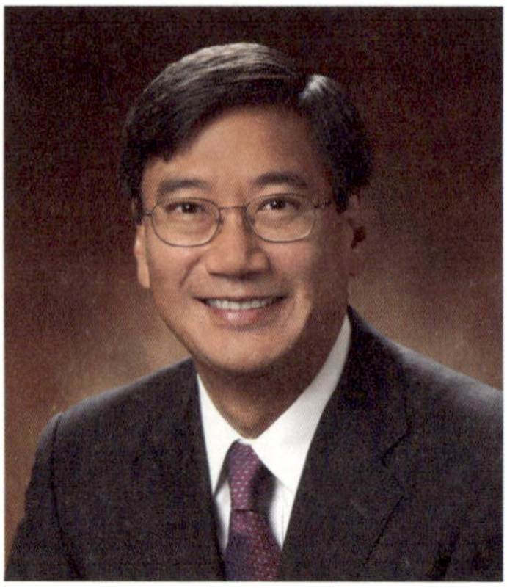

백신을 개발 중인 스탠퍼드대학교 피터 김 교수 ⓒ 스탠퍼드대학교

며 코로나19 팬데믹 극복에 큰 역할을 하고 있다.

재조합 백신 계열의 신기술 중 가장 큰 주목을 받는 것은 아마도 '나노입자 Designed Protein Nanoparticle 백신'일 것이다. 코로나19 바이러스는 스파이크 단백질을 이용해 세포를 뚫고 들어간 다음 세를 불린다. 그래서 바이러스 주요 유전자 부분은 빼고, 스파이크 단백질만을 만들어 몸에 넣어주고 면역을 유도하는 방법이 주로 쓰인다.

그런데 여기서 한발 더 나아간 방법도 최근 연구되고 있다. 스파이크 단백질 중 바이러스의 수용체 결합 도메인RBD, 즉 인간 세포와 직접 결합하는 스파이크 단백질의 일부분만 백신으로 제작하는 형태를 나노입자 백신이라고 부른다. 맞춤형 작은 조각으로 만들기 때문에 기존의 재조합 백신에 비해 훨씬 높은 항체 반응 유도가 가능하다. 지금까지 개발된 백신 중 가장 뛰어나다. 보관과 유통이 간편한 것도 장점이다.

이 방식을 처음 개발한 것은 워싱턴대학교 연구진으로, 축구공 모양의 구형 나노입자 표면에 RBD를 부착하는 후천성 면역을 적극적으로 유도할 수 있는 새로운 항원 형태를 개발했다. 실험 결과 스파이크 단백질 전체 부위를 사용하는 것보

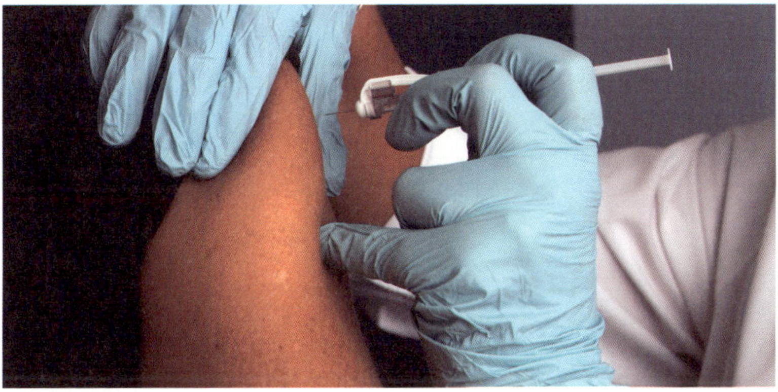

백신은 무한한 가능성을 가진 인체의 면역기능을 이용하는 것이다.

다 최소 10배 더 높은 항체 반응을 보였다. 스탠퍼드대학교 연구진도 같은 방식의 백신을 개발 중이다. 한국계 미국인 피터 김 교수가 연구를 주도하고 있다.

나노입자 백신은 유통도 간편할 것으로 보인다. 워싱턴대학교 연구진은 "생산 과정이 간편하고, 적은 양으로도 효능이 충분해 많은 사람에게 접종할 수 있다"며 "냉동 상태가 아니더라도 보관이 가능해 유통 역시 편리하다"고 설명했다.

재조합 백신의 일종으로 바이러스의 일부 입자를 흉내 내 만든 '바이러스 유사 입자VLP' 백신도 코로나19 대응 기술로 주목받고 있는데, 현재 인도혈청연구소가 VLP 방식의 코로나19 백신을 개발 중이다. 자궁경부암 바이러스 백신이 이 방법으로 개발되었다. 바이러스벡터 방식이 아닌, 순수 DNA 방식의 백신도 곧 등장할 것으로 보인다. 미국 '이노비오Inovio'가 이 방식으로 백신을 개발 중이다. 국내에서도 여러 곳이 임상시험을 진행하고 있다. 이 밖에 국제백신연구소와 제넥신, 진원생명과학 등의 제약회사에서 바이러스벡터를 사용하지 않는 순수 DNA 백신을 개발해 임상시험을 하고 있다. 이 밖에 2022년 1월 사용 승인을 받은 재조합 백신 '노바백스' 생산을 맡은 SK바이오사이언스가 같은 원리의 '재조합 백신' 2건에 대해 임상시험을 진행 중에 있다. 아스트라제네카와 유사한 바이러스벡터 방식은 '셀리드'가 임상시험을 진행 중이다.

백신은 무한한 가능성을 가진 인체의 면역기능을 이용하는 것이다. 앞으로 얼마나 더 강력하고 전염성 높은 바이러스가 등장할지 알 수 없지만, 결국 팬데믹은 극복될 것이고, 그 중심에는 백신이 있을 것이다. 차세대 백신의 등장과 함께 그 기간이 한층 더 앞당겨지길 기대해본다.

Prophylaxis

4

치료 백신으로 질병 없는 세상이 다가온다

Prophylaxis 4

치료 백신으로 질병 없는 세상이 다가온다

생각해보면 어릴 적 주위엔 참 환자가 많았던 것 같다. 온종일 기침을 하던 노인, 부스럼이 생긴 피부를 긁던 어린아이, 무릎을 매만지며 절룩대며 걷던 중년 여성의 모습을 보는 건 대단히 자연스러운 일이었다. 그런데 요즘 길을 걷다 보이는 풍경은 그때와 확연히 다르다. 대다수 사람이 활기차고 건강하다. 지금이라고 아픈 사람이 없는 것은 아니겠지만, 적어도 과거보다는 훨씬 많은 사람이 더 건강하게 사는 건 사실인 것 같다.

세상이 이렇게 바뀐 건 두말할 나위 없이 의료 시스템의 발전 덕분일 것이다. 30년 전, 필자가 어릴 적 다니던 병원에서 받을 수 있는 의료 서비스와 지금 우리가 다니는 병원에서 받을 수 있는 서비스는 비교할 수 없을 만큼 차이가 난다. X레이는 필름에서 화상해독장치로 바뀌었고, 필요하면 언제든지 자기공명영상MRI 촬영을 할 수 있으며, 초음파는 기본적인 검사장비가 됐다. 병원에서 유전자 검사장비가 질병 진단에 쓰인다는 사실을 30년 전 의사가 알면 아마도 깜짝 놀라지 않을까. 이만큼이나 발전한 의료 역량이 그대로 사람들의 건강으로 이어지고 있는 셈이다.

백신 기술 역시 마찬가지다. 코로나19로 백신 혁명이 촉발되었기에, 앞으로 수년 사이 혁신적인 백신이 다수 발표될 것으로 보인다. 미래에는 지금보다 훨씬 뛰어난 백신과 면역치료 기술이 등장할 것으로 기대된다. 그만큼 우리는 더 건강해질 것이고, '질병 없는 세상'에 한 걸음 더 다가가게 될 것이다.

Shot 1 백신으로 불치병을 예방할 수 있을까

희귀난치병, 암, AIDS 예방하는 차세대 예방약

'백신'이라는 말을 넓게 생각하면, 항원항체 반응을 통해 후천성 면역을 얻어 병을 예방하는 약 정도로 생각하면 크게 틀리지 않을 것이다. 그런데 이런 항원항체 반응에 기반을 두지 않는 다양한 방법으로도 질병의 예방은 가능하다. 병을 예방하기 위해 치료제를 미리 사용하는 경우, 인체의 선천성 면역을 높여 질병을 예방하는 경우, 타고난 유전자를 교정해 질병을 예방하게 만드는 경우도 현대에는 불가능하지 않기 때문이다. 그 반대의 경우 역시 가능하다. 백신과 같은 기능을 하는 약물을 통해 강력한 면역반응을 유도해, 이미 발생한 난치병의 치료를 기대할 수 있다. 이런 경우는 병을 예방하기보다 '치료하는 백신'이라는 의미에서 '치료용 백신'이라고 부른다. 다만 질병을 적극적으로 치료하고 예방한다는 점에서 차세대 백신의 바람직한 모습 중 하나로 보는 경우가 많다. 과거에는 정말로 '예방'에만 쓰였던 기술이 이제는 치료에도 쓰이고 있어 '예방의학'이라고도 불린다. 그렇다면 차세대 의료기술은 어떤 질병에, 어떤 형태로 쓰이게 될까.

사망률 1위, 암 예방 가능할까

제일 먼저 살펴봐야 할 질병으로 '암'을 꼽을 수 있다. 2019년 사망 원인 통계를 보면 국내 10만 명당 158.2명이 암으로 사망해 전체 1위를 기록했다. 이는 2위인 심장 질환(60.4명)의 2.6배에 달한다. 3위와 4위인 폐렴(45.1명) 및 뇌혈관 질환(42.2명)과 비교하면 3.5배, 3.7배다. 백신을 통해 암을 정복할 수 있다면 인류의 수명과 건강이 크게 개선될 것은 자명한 일이다.

그렇다면 백신, 즉 예방약을 통해 암을 예방하는 일이 정말 가능할까. 사실 암 백신은 이미 일부분 개발돼 쓰이고 있다. 원인이 바이러스인 경우다. 대표적인 것이 자궁경부암인데, 인유두종바이러스가 일으키는 질병이다. 자궁경부암 외에도 남성 성기나 항문 주위의 암, 편도암 등을 일으킬 수 있는데, 이 바이러스 자체를 예방할 수 있게 돼 암 예방이 실제로 가능해졌다.

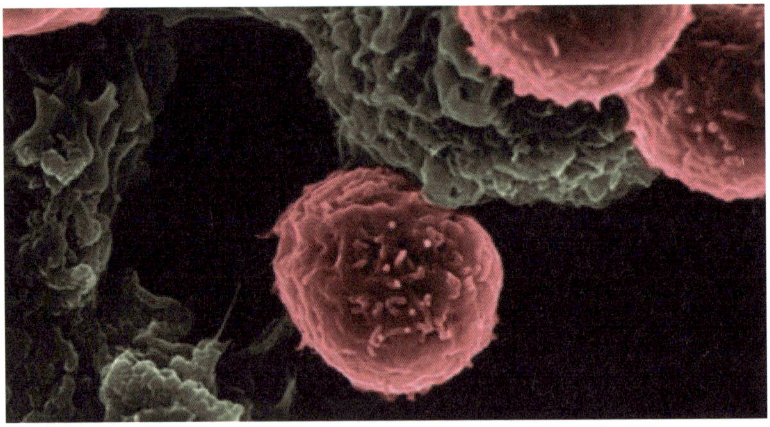

텍사스 암 나노의학센터(TCCN)가 개발한, 암치료를 위한 입자 기반 백신의 모습. 면역세포를 자극하는 분자와 면역반응을 지시하는 암 항원(단백질)을 이용한다. 백신 기술은 이미 치료제 개발에 적극적으로 쓰이고 있으며 그 반대의 경우도 이어지고 있다. © 미국국립암센터 사실 간암도 일부 예방이 가능하다. B형 간염은 바이러스에 감염되어 생긴다. 간암의 사망률은 인구 10만 명당 20.7명으로, 암종癌腫으로 인한 사망 원인 중 2위에 해당할 정도다. 그 원인 중 61.1%는 B형 간염이 발전한 것이다. 즉 B형 간염을 예방할 수 있으면 간암도 높은 확률로 예방할 수 있다. B형 간염 백신은 간암 백신이기도 한 셈이다.

이런 간접적인 방법 이외에 다른 암을 예방하는 방법으로는 '치료 백신'이 논의되고 있다. 암은 우리 몸속 세포가 변이되면서 생긴다. 외부에서 들어온 병원체가 원인이 되는 경우는 많지 않다. 외부 자극성 요인(발암물질이나 자외선 등)에 노출되는 경우, 노화 등 원인이 수없이 많으며, 이런 요인이 복합적으로 작용해 원인을 정확히 알기 어려운 경우가 많다. 즉 항원항체 반응으로 예방할 수 있는 경우를 특정하기 쉽지 않다. 따라서 몸과 병원체에 그대로 대응하는 형태의 백신이 아니라, 세포에 암이 생기는 즉시 치료해버리는 방식을 고민할 필요가 있다. 여기서 주목받는 것이 이른바 3세대 항암제로 불리는 면역항암제다. 최근엔 이런 면역치료제를 백신처럼 사용하려는 움직임도 있다. 면역항암제는 한 번 치료를 받으면, 암세포 자체를 면역세포들이 기억하도록 만들기 때문에 같은 암종에 대해 10여 년 이상 예방 효과를 기대할 수 있다. 따라서 이를 사전에 투여해 종양으로 발전하지 않은 미미한 암세포들을 미리 제거한다면, 암의 발생을 막는 암 예방 백신의 역할도 기대할 수 있다. 치료와 예방이 모두 가능한 형태라 '치료 백신'이라고 불리기도 한다. 백신을 통해 병을 예방하는 데만 이용하던 면역 기능이 병을 치료하는 데도 쓰이는 것이다.

면역항암제에 대해 잠깐 알아보자. 흔히 '1세대 항암제'는 '화학

항암제'라고도 불린다. 정상 세포도 같이 손상을 일으키기 때문에 부작용이 크다. 암세포가 빠르게 증식하는 점에 착안해, 분열이 빠른 세포를 공격하도록 만드는 경우가 많은데, 모근, 생식세포, 소화기 등은 적잖은 공격을 받기 때문에 탈모, 구토, 식욕저하, 피로감, 극심한 체력저하 등의 부작용을 피하기 어렵다. 2세대 항암제는 흔히 '표적항암제'라고 불린다. 암세포에만 많이 나타나는 특정 단백질이나 유전자 변화를 표적으로 삼아 공격하는 약물이다. 암의 성장과 발생에 관여하는 신호를 차단하기 때문에 암세포만 골라서 죽일 수 있다. 부작용이 상대적으로 적고 효과도 높은 편이지만 효과를 볼 수 있는 암 종류가 많지 않고, 암세포의 단백질 구조나 유전자에 변이가 일어나면 더는 효과를 기대하기 어렵다. '내성'이 생긴다는 뜻이다.

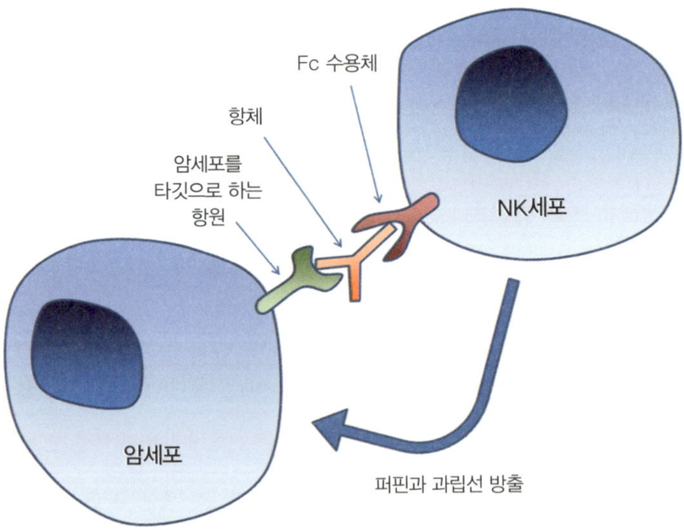

자연살해세포(NK세포)의 Fc 수용체가 암세포에 결합된 항체의 Fc 영역과 상호작용하면 NK세포는 퍼핀과 과립선을 방출하여 암세포 자살을 일으킨다.

반면 3세대 면역항암제는 인간이 가진 면역기능을 이용해 암을 공격하게 한 것으로, 항암제의 고질적 문제인 독성(1세대)과 내성(2세대)을 고루 해결할 방법으로 기대되고 있다. 대표적인 것이 PD-1 억제제다. PD-1은 'T세포'란 이름의 인간 면역세포의 표면 단백질을 억제한다. 암세포의 일부 단백질(PD-L1, PD-L2 등)이 PD-1에 반응하면서 면역세포가 암세포를 공격하지 않는다는 사실을 밝혀냈기 때문이다. 2015년 지미 카터 미국 전 대통령이 이 원리를 채용한 신형 항암제 '키트루다'로 치료받고 전이성 뇌종양 완치 판정을 받아 유명해졌다. 이 밖에 암세포에 있는 PD-L1 단백질을 억제하는 약인 '임핀지' 등도 개발됐다. 최근에는 인체 면역세포인 T세포를 변형시킨 CAR-T 면역세포 유전자치료제를 암세포 공격에 이용하는 방법이 인기다. '킴리아', '예스카타' 등의 약품이 소개됐다. 이외에도 면역항암 항체치료제인 이필리무맙, 펨브롤리주맙, 니볼루맙, 아테졸리주맙, 아벨루맙, 더발루맙 정도가 개발되어 사용 중에 있다.

현재는 막대한 항암치료 가격 때문에 환자가 아닌 사람이 선택하기엔 무리가 있지만, 앞으로 치료할 수 있는 암종이 많아지고 대량생산이 가능해진다면 다양한 암치료 백신이 등장할 것으로 기대된다. 백신의 원리를 통해 난소암 등 다양한 분야에 적용할 치료 백신 연구도 늘고 있다.

면역항암제가 만능으로 여겨질 수 있지만, 여전히 개선이 필요하다. 의료계 전문가들은 무엇보다 '안전한 사용방법'을 확립할 필요가 있다고 지적한다. 1~2세대 항암제에 비할 정도는 아니지만, 면역항암제 역시 독성과 부작용이 보고되고 있으며, 인간의 면역반응을 이용하기 때문에 면역세포가 암세포 이외의 세포를 공격할 경우 다양한 이상 반응이 생길 수 있다. 피부 및 위장관계, 내분비계, 간 등에서 부작용이 보고되고 있다. 2세대 항암제보다는 적지만 내성도 나타나고 있어 이 역시 해결해야 할 숙제로 꼽힌다.

치료+예방 가능한 '치료 백신'으로 다양한 난치병 정복

질병의 치료와 예방을 동시에 진행하는 '치료 백신' 개념은 이미 여러 곳에서 연구 중이다. 대표적인 치료 백신 사례로 AIDS 연구를 들 수 있다. 2020년 미국 유타 보건대학교 연구팀은 새로운 AIDS 치료 후보물질을 개발하고 원숭이를 이용한 동물실험을 통해 효과를 입증해 화제가 된 적이 있다. 연구진이 개발한 물질은 AIDS의 원인 바이러스인 HIV가 세포 속으로 들어가지 못하게 막는 역할을 한다. 이런 약물은 주로 펩타이드(아미노산 중합체, 아미노산과 단백질의 중간 형태) 형태로 만드는데, 인체 내에서 효소 등에 의해 분해돼 쉽게 배출되므로 약효가 오래 유지되지 못하는 것이 단점이다. 연구진은 펩타이드 구조를 거울에 비친 것처럼 뒤집은 'D-펩타이드' 형태로 만들어 약효가 오래 유지되도록 만들었다. 이 약물을 사용하면 신체 단백질 분해 요소가 해당 펩타이드의 인식 자체를 못 하게 된다. 그 결과 신체 내에 길게 머무르며 충분히 약효를 나타낸다. 이 약물이 임상을 거쳐 실용화된다면 앞으로 AIDS 환자의 치료가 가능할 뿐 아니라 예방, 즉 백신 효과 역시 기대할 수 있다.

이런 사례 이외에도 항원항체 반응을 이용해 질병을 치료하려는 노력을 많이 찾아볼 수 있다. 건강한 사람에게 투여하는 백신의 기능

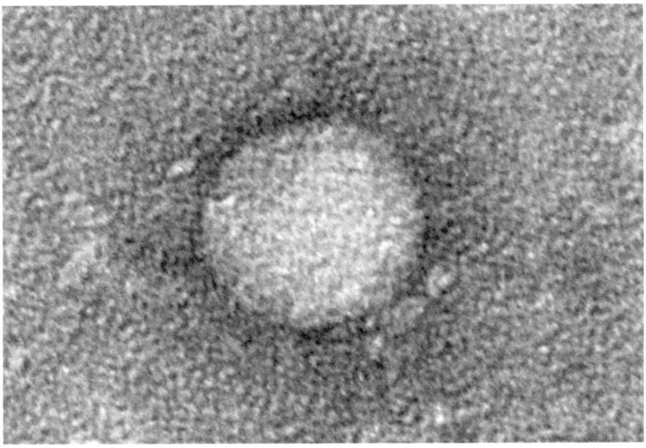

C형 간염 바이러스의 현미경 사진

을 이용해, 발병한 사람을 치료해 보겠다는 역발상을 한 것이다. 많은 백신의 종류 중, 'DNA 백신'이 이런 치료 백신에 적합한 형태라는 분석이 많아 미래에 새롭게 주목받을 것으로 보인다. DNA 백신은 우리 몸속 세포에 병원체의 DNA 일부를 삽입하고, 그로 인해 항원을 지속해서 생산하기 때문에 효과가 장기적이다. 또한 체액성 면역반응과 세포성 면역반응이 같이 유도되므로 병원체를 효과적으로 제거할 수 있는 강한 면역반응도 기대할 수 있다. 비슷한 원리인 바이러스벡터 백신 역시 같은 이유로 주목받고 있다.

이러한 원리를 적용한 사례가 C형 간염이다. C형 간염은 아직 완전히 실용화된 백신이 없는데, 연구자들은 앞으로 백신이 개발되면 치료 역시 가능한 '치료 백신'이 될 것으로 기대하고 있다. 간에 자리잡은 C형 간염 바이러스HCV에 대해, 백신을 통해 우리 몸속 다른 곳에서 강한 후천성 면역을 얻어내고, 이를 통해 강력한 T세포 면역반응을 유도해 HCV 자체를 치료하는 식이다. 아직 완전히 실용화되지는 않았지만 비슷한 원리로 도전하고 있는 몇몇 곳이 눈에 들어온다. 인간이 가진 면역력 자체를 이용하는 치료 기술의 개발은 갈수록 점점 늘어날 것으로 보이며, 그에 따라 백신과 치료제의 구분 역시 모호해져 가는 경향이 있다.

생명과학 '기본지식' 키우는 게 열쇠

이와 같은 문제를 해결하기 위해 면역세포 자체에 관한 생명과학계의 선행연구가 중요시되고 있다. 면역반응을 부작용 없이 통제하려면 인체의 면역기능 자체를 더 많이 이해하고, 그에 걸맞게 약품을 맞춤 생산할 수 있는 기준을 마련해야 한다.

이 중 중요한 기술로 꼽히는 것 중 하나가 '조직별 면역세포 세포체 지도' 기술이다. 인체 조직이 가진 특이적 면역세포의 종류, 세포와 DNA 등 다양한 조건이 얽혀 일어나는 현상 등을 두루 이해하기

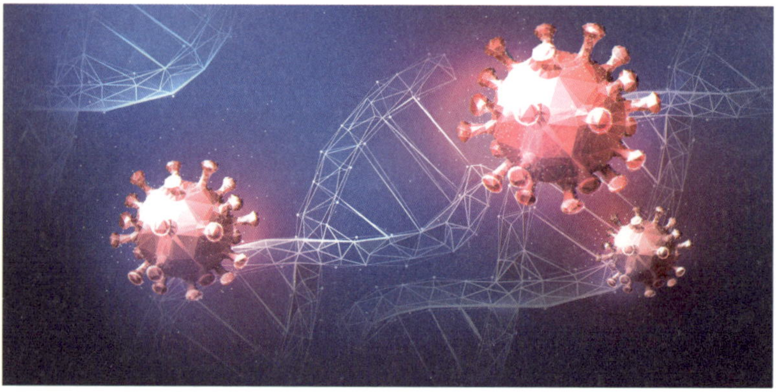

'조직별 면역세포 세포체 지도' 기술이 완성된다면 항암제는 물론 면역세포의 기능을 이용한 다양한 치료제를 개발할 수 있다.

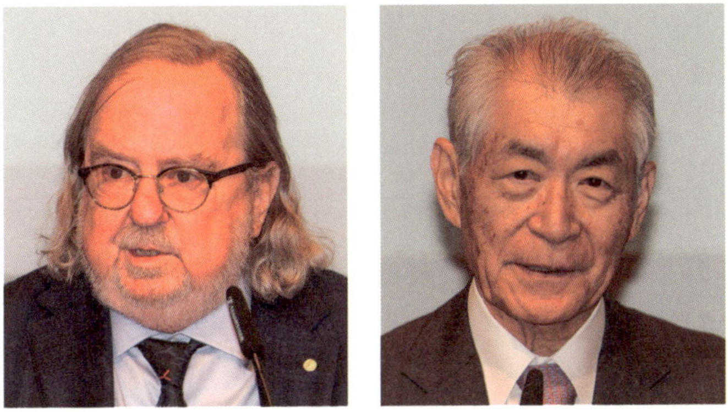

2018년에 음성적 면역조절 억제를 통한 암 치료법을 발견한 공로로 노벨생리의학상을 받은 제임스 P. 앨리슨(왼쪽), 혼조 다스쿠 교수(오른쪽) © www.nobelprize.org

위해, 세포의 전체 기능을 파악하고 시각화하는 기술을 뜻한다. 조직별 면역세포의 기능과 발병기전을 연계해 이해하기 위한 기술이다. 이런 기술이 완성된다면 항암제는 물론 면역세포의 기능을 이용한 다양한 치료제를 개발할 수 있다. 인체의 유전자 지도를 완성해 다양한 유전자 치료를 시도할 수 있게 된 것처럼, 인간 면역세포의 기능과 특징을 완전히 분석한 '세포지도'가 완성되어야 한다. 한국생명공학연구원 생명공학정책연구센터는 이 기술을 '2019년 생명공학 10대 기술'로 선정하고, 미래의료 및 생명과학 혁신의 중요 기술 중 하나로 꼽았다.

향후 5년 이내(2024년 이후)엔 인간 세포지도의 부분적 작성이 완성되며, 인체 조직 속에서 면역세포 분포를 이해할 수 있는 세포체 지도 역시 부분적으로 작성될 것으로 보인다. 또한 10년이면 관련 지도가 완성돼 다양한 질병의 원인 규명, 부작용 없는 면역항암제 등의 개발도 가능해질 것으로 기대하고 있다. 미국 국립보건원NIH은 인간

세포지도 작성 프로그램을 본격적으로 착수해 향후 5년 내 35조 개의 상세 세포지도를 작성할 계획을 2018년 발표했다.

2013년 〈사이언스〉지는 종양 면역치료, 즉 면역항암제의 개발을 '올해의 혁신적 과학성과Breakthrough of the year'로 선정했다. 이 분야 석학인 제임스 P. 앨리슨 미국 텍사스주립대학교 앤더슨 암센터 교수와 혼조 다스쿠 일본 교토대학교 명예교수는 2018년 노벨생리의학상을 수상했다.

면역항암제는 추가적인 연구개발 여부에 따라 기존의 어떤 항암치료보다 강력하고 안정적인 효과를 얻을 수 있을 것으로 기대된다. 그 과정에 필요한 조그마한 과학적 지식을 조금이라도 더 보태기 위해 세계 각국의 생명과학자들은 지금도 실험에 매진하고 있다.

Shot 2 미래 백신, 어떤 모습일까

먹고 바르는 백신 나온다

백신 기술이 발전하면서 얻을 수 있는 장점은 생각 외로 많다. 우선 우리의 생활 모습이 큰 폭으로 달라진다. 더 많은 질병을 예방할 수 있는 것은 당연하며, 한 번 맞은 백신의 효과가 더 오랜 기간 지속되어 병원을 자주 찾지 않아도 될 것이다. 더구나 백신을 사용하는 방법도 변화할 것으로 보인다.

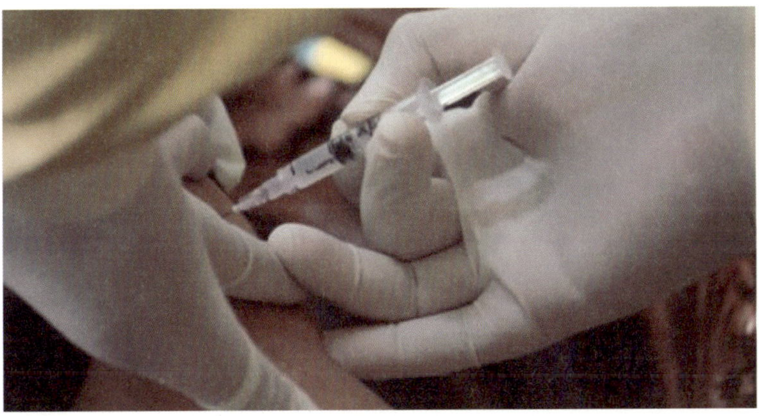

백신을 접종받고 있는 모습. 첨단 백신기술이 속속 등장하고 있지만 여전히 접종방식은 주사에 의존하고 있다.

생명과학 전문가들이 최근 집중하고 있는 분야 중 하나로 백신의 '제형 변화' 분야가 있다. 다양한 첨단 백신이 속속 등장하고 있으나 백신을 우리 몸에 투여하는 방법만큼은 여전히 제너의 우두법을 개발한 당시처럼 주사기나 흡입기를 사용한다. 둘 다 의료진의 도움을 받아야 하므로 편리성 면에서 큰 차이가 없다. 이 때문에 의료진조차 찾아보기 어려운 개발도상국 등에선 백신을 공급하기 어렵다. 백신을 알약처럼 간편하게 보관하거나 먹는 방법은 없는 것일까. 이렇게 된다면 단순히 병을 예방하는 수준을 넘어, 생활양식 자체가 변화하는 것도 기대할 수 있다. 미래의 백신은 지금과 어떤 점에서 달라질까.

주사 없는 세상 올까

달라질 미래 백신의 변화로 우선 생각할 수 있는 것이 백신을 맞는 방법이다. 현재 백신은 대부분 주사로 맞는다. 그만한 장점을 갖고 있기 때문이다. 약물을 확실하게 주입할 수 있고, 피부에 주사 자국이 생기지만 회복되면 거의 눈에 띄지 않는다. 백신을 개발하는 입장에서도 장점이 큰데, 일단 유효성분을 만들기만 하면 몸에 주입하는 방법('제형'이라고 한다)까지는 크게 고민하지 않아도 되기 때문이다.

하지만 주사 때문에 생기는 단점도 적지 않다. 첫째는 주사를 꺼리는 사람이 적지 않다. 바늘 때문에 통증이 있을 수 있고, 과민반응 등을 일으키는 일도 있다. 피부에 상처를 내는 일이니 감염에서 완전히 벗어나지 못하는 것도 문제다. 백신 접종으로 일생 작지 않은 크기의 흉터를 가지고 사는 사람을 의외로 자주 볼 수 있다. 만일 코로나19 사태처럼 질병의 대유행(팬데믹)이 또다시 일어나면 의료 기반이 불

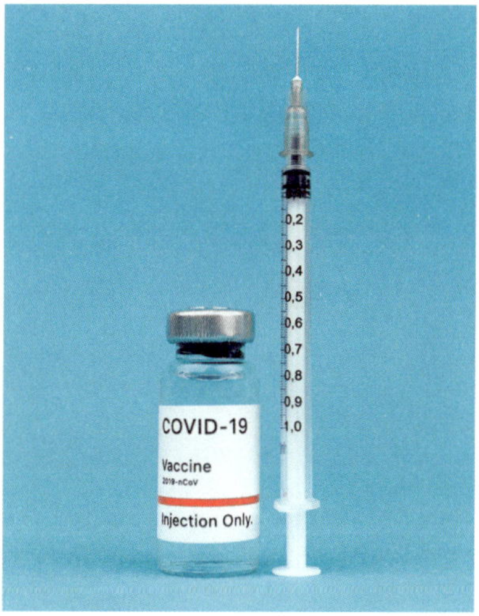

백신을 접종할 때 사용하는 주사 ⓒ pexels

확실한 국가는 주사가 백신 보급에 큰 걸림돌이 될 우려도 적지 않다.

그렇다면 주사 이외의 다른 방법은 없는 것일까. 앞으로 기대되는 것으로 점막 백신이 있는데, 실제로 실용화되어 사용되기도 했다. 점막 백신은 비강 백신, 그리고 드물게 먹는 약 형태인 경구 백신 등으로 나뉜다. 비강 백신은 말 그대로 콧속 점막, 즉 비강에 백신을 직접 뿌리는 방식이다. 경구 백신은 캡슐에 담은 백신 성분이 위를 통과한 다음, 장 속 점막을 통해 흡수되면서 항체 반응을 일으킨다. 점막 백신은 소아마비를 유발하는 폴리오바이러스 예방을 목적으로 경구 백신 형태로 처음 실용화됐다. 이후 비강 방식으로 인플루엔자 백신 등이 몇 종류 등장한 바 있다.

점막을 통해 약물을 투입하는 방법이 사실 그리 보기 드문 형태는 아니다. 리렌자 등 인플루엔자 치료제도 흡입기를 통해 들이마시

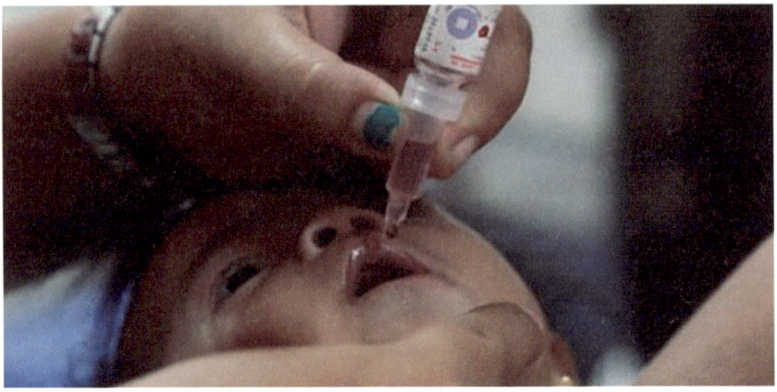

소아마비 예방을 위해 의료진이 경구용 점막 백신을 아이에게 먹이고 있다. © UNICEF

면서 인후 및 폐점막을 통해 흡수된다. 인류 역사상 최초의 백신으로 꼽을 수 있는 '인두법' 천연두 예방법 역시 코 점막을 활용한 방식이었다.

점막 백신 중 현재 가장 주목받는 건 비강 백신이다. 주사 이외의 백신 접종방법 중에선 가장 널리 쓰일 것으로 보인다. 피부에 상처를 내지 않고, 바늘을 사용하지 않아 접종 편의성도 주사보다 높은 편이므로 의료진도 더 안전하게 사용할 수 있다.

사실 의학적으로도 비강 백신이 주사 백신보다 유리하다고 판단하는 전문가들도 적지 않다. 호흡기 질환은 대부분 코나 목의 점막을 통해 전염되기 때문이다. 점막면역을 얻게 되면 점막 표면에 항원, 즉 병원체가 닿았을 때 그에 적합한 항체Secretory IgA를 점막에서 직접 생산할 수 있다. 세포 면역이 점막 부위에 더 집중적으로 만들어지는 것으로 이해하면 편하다. 즉 백신을 접종하면 얻을 수 있는 '전신면역반응'에 더해 '점막면역반응'을 추가로 유도할 수 있다는 뜻이다. 이런 점막면역이 비강에 집중적으로 생기게 된다면, 주로 비강을 통해 감염되는 호흡기 바이러스에 대한 예방 효과도 크게 높일 수 있다.

다만 비강 백신도 단점이 있어 이를 해결해야 실용화가 가능해질 것으로 보인다. 우선 약물의 흡수율이 아무래도 몸속으로 직접 주입하는 주사만 못 한 것이 사실이다. 또한, 백신의 효과를 높이기 위해 사용되는 면역증강제 등을 함께 사용하기 어렵다는 점도 걸림돌이 되고 있다.

최근 코로나19 사태로 호흡기 바이러스에 대한 경각심이 높아지면서 점막면역이 새롭게 주목받고 있다. 코로나19 관련 비강 백신은 연구개발 중인 것을 포함해 7개뿐이다. 그중 6개가 바이러스벡터(아스트라제네카 또는 얀센 방식) 백신을 비강 백신 형태로 만든 것으로, 영국, 미국, 홍콩 등에서 개발되고 있다. 나머지 하나는 쿠바에서 불활성화 백신 형태로 개발하고 있다.

이 때문에 mRNA 백신(전령RNA 백신, 화이자 또는 모더나 방식)을 비강 백신 형태로 새롭게 개발해야 한다는 목소리가 힘을 얻고 있다. 국가생명공학정책연구센터는 "비강 백신을 3차 이후 접종이라고 할 수 있는 '부스터샷'에 적용하면 한층 효과를 더 높일 수 있다"는 보고서를 공개하기도 했다.

한편 비강 백신과 유사하지만, 원리는 전혀 다른 것으로 '스프레이 방식'도 최근 화제다. 백신이라기보다는 예방 효과를 임시로 얻을 수 있는 보조제 같은 성격이다. 비염 환자들이 사용하는 콧속 스프레이처럼 생겼는데, 상비하고 다니다가 일정 시간마다 콧속에 수시로 뿌리면 효과가 뛰어나다. 즉 바이러스 침투를 차단하는 약물을 사용

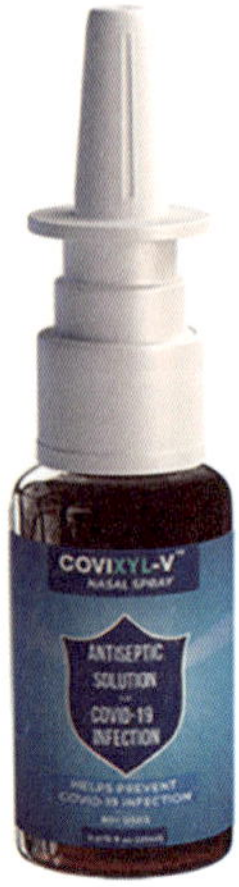

코로나19 예방 목적으로 코에 뿌리는 스프레이 코빅실V

해 임시로 비강을 코팅하는 것이다.

성분은 바이러스 사멸 효과가 있는 약물을 그대로 사용하는 경우가 많다. 구리염, 질소산화물 등이 주성분으로, 여기에 각 제약회사가 개발한 천연물질 등을 조합해 사용하기도 한다. 이 경우 빠르게 제품을 개발할 수 있어 각 제약회사에서 앞다퉈 제품을 개발하거나 내놓고 있다. 미국 샐바시온이 개발한 코빅실V는 바이러스의 99.99%를 사멸하는 효과가 있는 것으로 알려져 있다.

피부에 바르고, 파스로 붙이는 백신 나온다

이 밖에 비강 백신과 다른 제형의 백신 역시 끊임없이 연구되고 있다. 우선 꼽을 수 있는 것이 바르는 백신이다. 화장품처럼 몸에 바르기만 하면 면역을 얻을 수 있는 형태다. 아직 상용화되지는 않았지만, 관련 연구는 진행되고 있다. 2016년 한미 공동연구팀은 주사 대

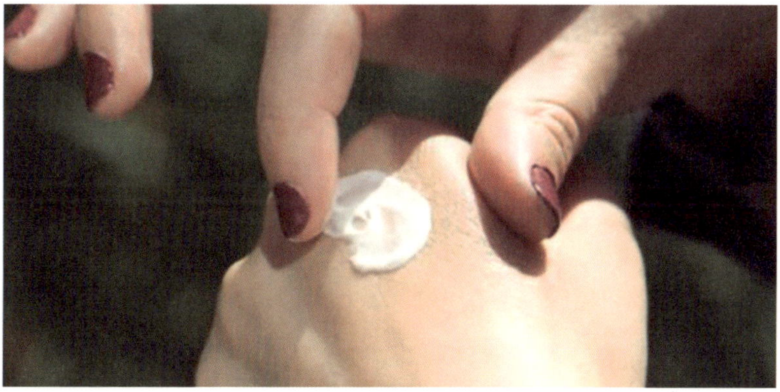

미래에는 크림 형태의 백신을 이용해 면역 효과를 기대할 수 있는 '바르는 백신'이 등장할 것으로 보인다.

신 피부에 바르는 새로운 백신 기술을 개발했는데, 화장품 등에 주로 쓰는 '히알루론산' 성분을 이용했다. 이 성분은 피부 세포 안에서 수용체에 의해 빠르게 전달되는 것이 특징이다. 백신의 주요 성분을 히알루론산에 결합해 몸속으로 침투되게 할 수 있다. 이 약을 피부에 바르고 빛을 쪼여주면 활성화되면서 몸속에 흡수된다.

이 밖에 패치(파스) 형태로 만든 백신도 등장했다. 이 백신은 주사를 맞지 않는다기보다, 주삿바늘이 너무나 가늘어 통증을 느끼지 못하는 '마이크로니들'을 사용해 편리성을 높인 것이다. 가느다란 주삿바늘은 몸에 들어간 다음 혈액에 섞여 녹아 없어져서 '용해성 마이크로니들'이라고 부른다. 에이디엠바이오사이언스, 라파스 등 국내 바이오벤처들이 관련 연구를 진행 중이다. 최근 백신 기업들과 공동으로 패치형 백신을 개발·공급하기로 하고 협력 약정을 체결하는 등 부지런한 움직임을 보이고 있다.

먹는 백신을 개발하려는 노력도 끊임없이 이어지고 있다. 먹는 백신도 기본은 점막 백신이다. 장 점막에서 흡수되는 형태로 만들어야 하기 때문이다. 다만 비강 백신과 달리 호흡기 바이러스에 대한 직접적인 면역증강 효과는 기대하기 어렵다. 그러나 먹는 약이 가장 편리하고 유통 역시 편리하다는 점에서 큰 의미가 있다. 코로나19의 경우 이스라엘 제약사 '오라메드'가 기본적인 연구를 마치고 2021년 7월부터 먹는 백신에 관한 임상을 신청했다. 코로나19용 백신은 아니지만, 국내에도 먹는 백신을 개발 중인 기업이 있다. '바이오리더스'는 경구용 점막 백신 기반의 자궁경부전암 백신에 대한 임상을 진행 중이다. HPV 바이러스 예방 백신을 먹는 약으로 만든 셈이다.

식품 백신, 음식만 먹어도 질병이 예방된다면

'단백질' 하면 어떤 생각이 먼저 들까. 사람들은 흔히 동물의 몸에 단백질이 많고, 식물에는 단백질이 거의 없다고 생각하지만 사실 단백질은 식물에도 많이 있다. 우리가 먹는 밀가루 속에도 '글루텐'이라는 단백질이 있고, 콩에도 단백질이 많다. 쌀에도 단백질이 있는데, 100g당 2.7g 정도가 들어있다고 하니 적지 않은 양이다.

그런데 생명과학자들은 여기서 생각을 멈추지 않았다. 단백질은 먹어서 영양분이 되기도 하지만, 한 발 더 들어가 보면 우리 몸을 구성하는 구성요소이기도 하다. 생명과학자들은 이 단백질의 구조를 조정해 아주 미세한 입자로 만들면 의약품으로 쓸 수 있다는 생각을 해내기에 이른다. 그리고 마침내 농장에서 기르는 식물에서 백신, 항체, 치료약 등을 만들어내는 연구도 시작했다. 쉽게 말해 '먹기만 하면 백신으로 기능할 수 있는 성분'이 들어있는 농작물을 길러낼 수

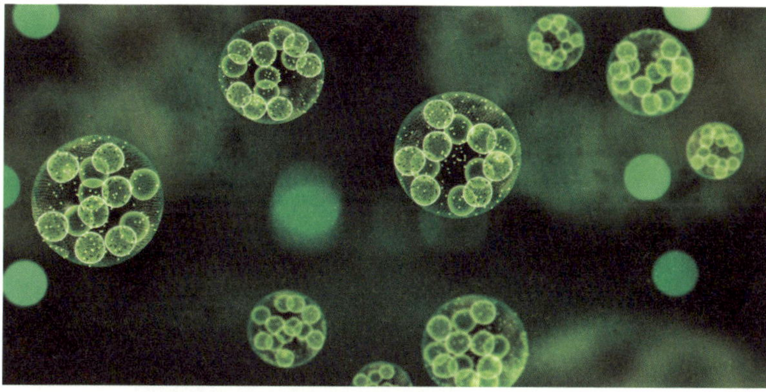

잎 속에 있는 엽록체를 활용하면 식물에서 단백질을 얻을 수 있다.

있다는 말이다. 그래서 식품 백신, 혹은 그린 백신이라고 불린다.

그렇다면 식물 속에서 단백질을 얻으려면 어떻게 해야 할까. 이때는 주로 식물의 '엽록체'를 이용한다. 식물은 잎 속에 있는 엽록체가 빛을 받아서 광합성을 하는 과정에서 에너지를 얻어 성장한다. 그 과정을 인간이 인위적으로 조금만 바꿔주면, 이 식물은 약이나 백신으로 쓸 수 있는 성분을 햇빛만 받으면 생산할 수 있게 된다.

식품 백신의 창시자는 미국 애리조나 주립대학교 식물생물학과 교수 찰스 안첸Charles Arntzen으로 알려져 있다. 먼 옛날 방콕의 선상 시장floating market을 거닐다가 아이에게 바나나를 먹이는 모습을 바라보고, '만일 바나나가 아이들을 질병으로부터 보호해주는 작용을 한다면 얼마나 좋을까'라는 생각을 했다고 한다. 안첸은 식물 유전자를 조작하여 체내에서 항체를 형성케 하는 단백질을 생산하도록 하는 가능성에 대하여 생각하기 시작했다. 이것이 가능해진다면 가난한 나라에서 백신을 구입하고 냉장, 저장, 운반해야 하는 엄청난 비용을

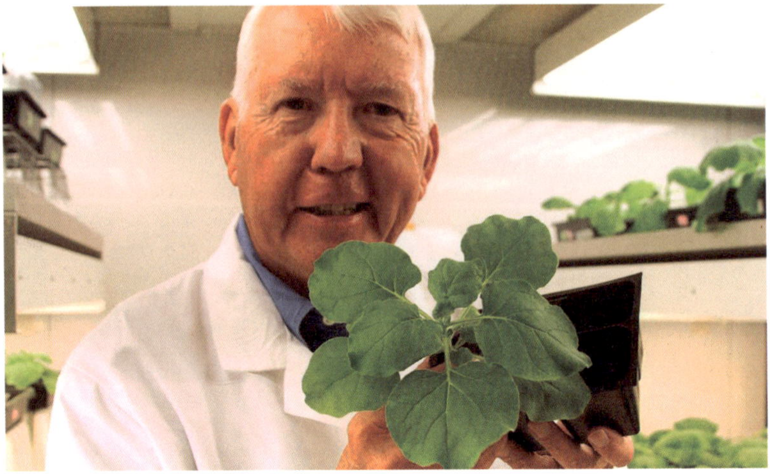

찰스 안첸이 에볼라 백신인 ZMapp 개발에 사용되는 담배 나무를 들고 있는 모습
© https://biodesign.asu.edu

절약할 수 있다고 생각한 그는 식품 백신 연구에 매진했으며, 이러한 운동의 선구자로 불리게 되었다. B형 간염Hepatitis B, 대장균E. coli, 노워크 바이러스Norwalk virus에 대한 백신을 가진 감자를 가지고 초기 단계의 임상시험을 마쳤으며, 그 결과 백신이 함유된 식품으로 항체의 형성이 유인되는 것을 확인하기도 했다. 이후 각국에서 연구가 진행되어 지금은 상용화를 앞두고 있다.

백신을 주사로 맞을 때 보통 몇만 원 정도의 비용이 드는데, 개발도상국은 이런 백신을 주사할 훈련받은 의료인력을 찾기조차 어려운 경우가 많다. 식품 백신은 값싼 비용으로 생산할 수 있고 냉장 보관이 필요하지 않다. 특히 경구형 백신이 소화기 면역 형성에 더 유리하다는 연구가 많다. 개발도상국에서 문제가 되는 질병인 심한 설사 등의 소화기 질환에 대비하기 더 유리하다는 뜻이다.

국가생명과학정책연구센터의 예측에 따르면 이 기술은 2030년이면 실용화 단계에 들어서기 시작해, 동물에게 사료를 먹이기만 해도 전염병을 예방할 수 있는 기술 등이 먼저 쓰이기 시작할 것으로 보인다. 그리고 5년 후인 2035년 정도가 되면 이미 인간에게 사용할 수 있는, 백신 생산용 농작물 개발에 성공한 사례가 보고되기 시작할 것으로 예상된다. 물론 인간 역시 작물을 그대로 먹어도 효과가 있겠지만, 유효성분을 정확히 계산해 섭취량 등을 조절하려면 일반 식품과 다른 패키지 형태로, 식품의 섭취량을 정확히 지키게 하는 등의 규제가 필요하다. 하지만 저렴한 가격에 대량의 백신을 생산할 수 있는 길이 열리는 것은 사실이다. 그때가 되면, 지금은 대단히 값비싼 여러 가지 약을 누구나 쉽게 구할 수 있는 세상이 되지 않을까 기대해본다.

냉장유통 문제 해결한 '컵라면 백신'도 등장

백신 유통의 가장 큰 문제는 유통이 까다롭다는 점이다. 백신은 기본 성분이 식품과 비슷해서 '상하면' 쓰지 못한다. 유전자 백신은 핵산 구조로 온도 변화에 취약해 영하에서 관리해야 한다. 온도와 습도 등 주위 환경을 철저히 통제할 필요가 있다는 뜻이다. 재조합 백신을 비롯해 전통적인 약독화 백신, 불활성화 백신 등은 단백질 입자로 된 항원을 그대로 사용하므로 대부분은 냉장유통이 기본 조건이다. 핵산 백신처럼 영하 수십 도의 냉동 상태를 유지해야 하는 백신도 있다.

이 문제를 해결하기 위해 최근 '건조 백신'도 새롭게 연구되고 있다. 동결건조식품 기술을 이용해 항원 입자를 라면 수프와 비슷하게 건조시키는 것이다. 아직 효과는 확실히 검증되지 않았지만, 개발에만 성공하면 다양한 형태로 사용할 수 있어 주목받고 있다. 핵산 백신 등에는 적용하기 어렵지만 재조합 백신, 불활성화 백신 등에는 실용화가 가능할 것으로 보고 연구를 진행 중인 곳이 적지 않다.

사용법은 간단한데, 그냥 멸균 수액에 녹여 쓰면 된다. 마치 컵라면에 뜨거운 물을 부어 먹는 것과 비슷하다. 이렇게 만든 백신은 주사로 맞을 수도 있고, 비강을 통해 투입할 수도 있다. 천식약과 비슷하게 흡입기를 통해 들이마시는 방법도 생각할 수 있다. 이렇게 하면 백신이 폐포를 통해 흡수되며, 혼자서도 백신을 투여할 수 있다. 만약 장에서 흡수되도록 할 수 있다면 가루약을 캡슐 등에 담아 물과 함께 먹을 수 있게 만드는 것도 불가능하지는 않다.

현재 다국적 제약회사 얀센, 스웨덴 아이코노보Iconovo, 지쿰Ziccum 등의 회사가 앞다퉈 건조 백신 기술의 상용화를 준비 중이다. 항원이 살아있어야 하는 약독화 백신, 세포 속으로 직접 유전물질을 전달해야 하는 mRNA 백신 등에 적용하기엔 무리가 있지만, 불활성화 백신, 재조합 백신 등에는 충분히 적용할 수 있을 것으로 보인다.

Booster Shot

바이오 기술로 만드는 건강사회

코로나19 이후 2년이 훌쩍 지난 2022년 2월 현재, 전파력이 강한 '오미크론' 변이의 등장으로 이 지긋지긋한 팬데믹의 터널도 끝이 보이기 시작했다. 물론 반드시 그렇다고 말하긴 어렵지만, 특정 바이러스가 생겨나면, 그 바이러스의 하위 변종들은 변이를 반복할수록 차츰 '감염력은 더 높은데 치명률은 더 낮은' 것들이 살아남는 경향이 있다. 이 변종 바이러스가 전 세계로 전파되자, 각국은 방역의 고삐를 늦추고 있다. 대다수 국민이 백신을 접종받았거나, 혹은 오미크론에 걸렸다가 회복돼 면역을 갖기 시작했기 때문이다. 차츰 확진자 수가 줄어들기 시작하자 '더 이상의 방역이 의미가 없다'고 판단하기 시작한 것이다.

호주는 2022년 2월 21일 닫았던 국경을 완전히 개방했으며 사회적으로도 일체의 방역패스 등을 폐지했다. 방역 완화는 세계적인 추세인데, 뉴질랜드도 백신 접

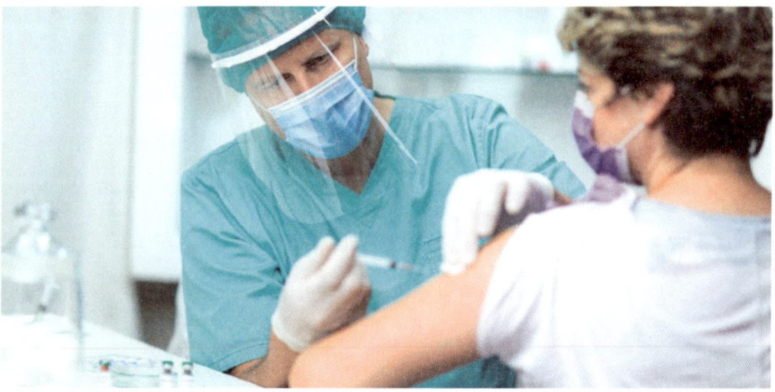

오미크론의 확산으로 대다수 국민이 면역을 갖게 되면서 세계 각국은 백신 접종을 완료한 외국인 방문객의 입국을 다시 허용하기 시작했다.

종을 완료한 외국인 방문객 입국을 다시 허용하기 시작했다. 2020년 3월 국경을 폐쇄했던 필리핀도 이날(2022년 2월 21일) 150여 개국 백신접종자들에게 국경을 재개방할 것이라고 발표했다. 그리스, 프랑스, 포르투갈, 스웨덴, 노르웨이를 포함한 일부 국가들 역시 백신접종을 받은 여행자들을 위해 입국 검사 요구사항을 철회할 계획이라고 발표했다. 이런 점을 생각하면 결국 질병의 종식은 자연적으로 이뤄질 것으로 보인다. 그간 우리 인류는 '피해를 최소한으로 줄이는 것'에 집중했을 뿐이다.

그간 유례없는 '팬데믹 세상'을 살아가면서, 우리가 가진 과학기술의 부족함을 여실히 깨달을 수 있게 됐다. 앞으로는 이런 우리의 약점을 보완하기 위한 노력 역시 필요할 것으로 보인다. 미래의 의학기술은 과연 어떤 모습으로 발전해 나가게 될까. 백신을 주제로 이야기하고 있는 만큼 '바이오 미래 유망기술' 중 감염병과 관련된 부분을 꼽아보자.

차세대 면역기술로 제2의 코로나 사태 막는다

코로나19에 우리가 이토록 속수무책으로 당했던 건, 인류가 이런 질병에 대응할 백신과 치료약을 충분히 가지지 못했기 때문이다. 서둘러 백신을 개발했지만, 그 과정에서 적잖은 사람이 목숨을 잃는 안타까운 일을 경험했다.

따라서 미래 첨단 의료사회의 첫 번째 조건으로 더 효과적인 백신을 빠르게 개발해 보급하는 기술이 요구된다. 우리는 코로나19를 겪으면서 과거에 없었던 mRNA 백신, 바이러스벡터 백신 등을 개발하고 보급하는 기술을 얻게 됐다. 그렇다면 앞으로는 어떤 기술이 등장하게 될까. 앞서 '차세대 코로나19 백신'에 대해서 알아보았지만 그런 기술들은 대부분 RNA 백신이나 기존의 백신 기술을 좀 더 진보시킨 기술들로, 어디까지나 코로나19에 더 효과적으로 대응할 목적으로 개발 중인 것들이다. 미래에 새롭게 등장할 팬데믹을 예방하려면 보다 근본적인 연구

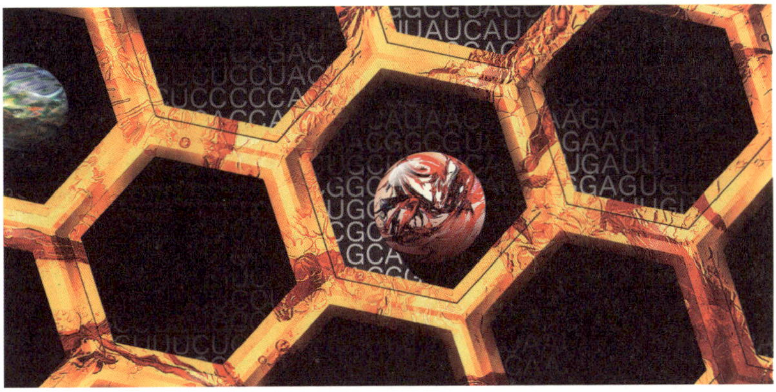

국가생명공학정책연구센터는 백신 관련 '바이오 미래 유망기술'로 개인 맞춤형 체외 면역 시스템 기술과 나노백신/나노항체 기술 두 가지를 꼽았다.

개발 능력이 필요하다.

국가생명공학정책연구센터 선정 '바이오 미래 유망기술' 2021, 2022년 발표를 종합해보면 현재 가장 먼저 꼽을 수 있는 백신 관련 기술은 ▲개인 맞춤형 체외 면역 시스템 기술과 ▲나노백신/나노항체 기술 두 가지다. 개인 맞춤형 체외 면역 시스템은 사람의 몸에서 뽑아낸 세포를 배양해 만들어낸 유사장기 시스템, 즉 '오가노이드'를 만들고, 이를 통해 개개인의 면역상태를 미리 확인한 다음 최적의 효과, 최소의 부작용을 갖는 백신을 골라 맞을 수 있게 하는 기술이다. 면역치료제 등의 효과를 극대화할 때도 꼭 필요한 기술이다. 또한, 나노백신/나노항체 기술은 나노미터(10억분의 1m) 단위로 백신이나 항원, 항체 입자를 정밀하게 조절해 백신의 효과를 극대화하는 기술을 뜻한다. 이런 기술이 완성된다면 백신의 예방률을 원하는 대로 자유자재로 조절하는 단계에 도달할 수 있게 된다.

주목받는 '차세대 백신 기술'로는 mRNA 백신을 혼합 적용해 여러 종류의 바이러스에 대응하는 mRNA 칵테일 백신, 한 종류의 백신만 맞아도 여러 종류의 질병을 예방할 수 있는 범용 백신 등이 꼽히고 있다. 예방주사 한 번으로 다양한 병원체에 대한 감염을 방어하는 여러 기술이 주목받기 시작한 것이다. 변이 바이러스 대응은 물론 희귀질환 예방, 항암 등 다양한 분야에 활용될 것으로 보인다.

인류 최후의 병 '유전자 질환' 치료 가능성 열린다

면역학이나 백신과는 직접적인 관계가 적어 이 책에서는 주로 다루지 않았지만, 사실 유전자 질환은 인간이 질병과 싸우는 과정에서 해결해야 할 마지막 숙제다. 세균이나 바이러스 등에 감염돼 생긴 질병은 대부분 대응이 가능한 데 비해, 타고난 유전자에 의해 생겨난 '유전병(혈우병, 윌슨병, 색소성 건피증, 백색증 등)'의 치료는 대단히 까다로운 경우가 많다. 직접적인 유전병은 아니지만, 암이나 알츠하이머 같은 질환은 유전자의 영향을 많이 받는 것으로 알려져 있다. 난치병은 대부분 유전자와 밀접한 관계에 있는 경우가 많다.

이 과정에서 우선 주목해야 할 것은 당연히 '유전자 가위' 기술일 것이다. 이는 동식물의 유전자를 자유롭게 교정할 수 있는 기술로, 많은 종류의 유전병 치료가 실제로 가능해질 것으로 기대되고 있다. 이 기술은 적용하기에 따라서 질병의 예

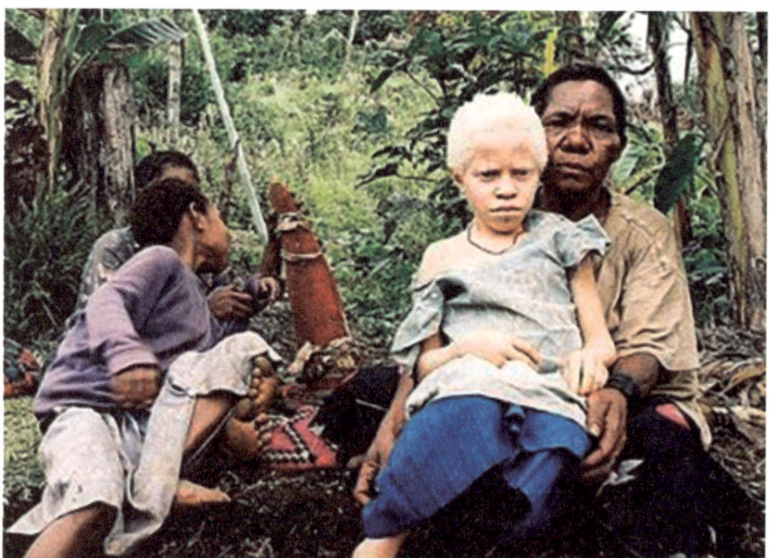

유전성 질환의 하나인 백색증

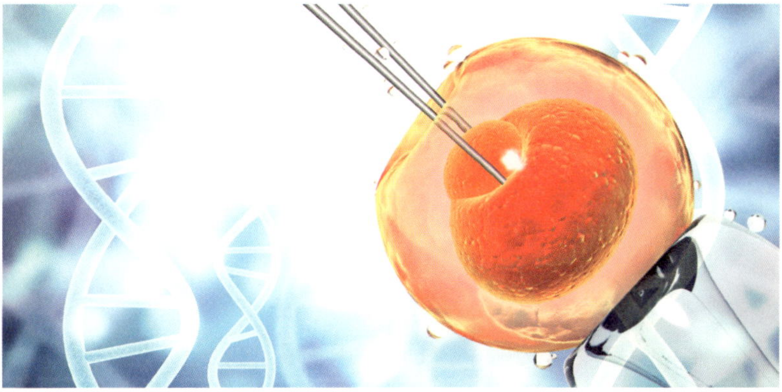

유전자 가위 기술은 동식물의 유전자를 자유롭게 교정하는 기술로, 많은 종류의 유전병 치료가 실제로 가능해질 것으로 기대되고 있다.

방이나 백신 개발 등에도 쓰일 수 있는데, 코로나19의 예방에 쓰일 수 있다는 연구결과도 있어 사람들의 관심을 끈 적이 있다.

티모시 애보트Timothy Abbott 미국 스탠퍼드대학교 생명공학과 연구원팀은 코로나19를 일으키는 사스코로나바이러스-2의 특정 유전자를 인지한 뒤 절단해 인체 세포 내에서 바이러스 증식을 억제할 수 있는 기초 기술을 개발했다. 이 기술은 2020년 4월 생명과학 분야 국제학술지 '셀'에 공개됐다. 사람 몸속 유전자를 코로나19가 잘 걸리지 않는 상태로 바꿔주는 연구다. 인체 폐 상피세포를 이용해 실험한 결과 60~90%의 발현 억제 효과를 확인했다고 한다. 물론 기초연구 단계로 의학적 적용을 논의할 단계는 아니지만, 유전자 가위 기술이 바이러스 질환을 예방할 수단이 될 수 있다는 점을 보여 화제가 됐다. 우리나라 기초과학연구원IBS 연구진도 비슷한 연구성과를 발표한 적이 있다.

유전자 가위의 성분을 바이러스 치료제로 이용하자는 주장도 있다. 코로나바이러스와 같은 RNA형 바이러스는 변이가 쉽게 일어난다. 여기에 대항하려면 바이러스 유전자의 여러 부위를 공격할 수 있는 'RNA 유전자 가위'가 치료제의 대안이 될 수 있다고 주장하는 경우다.

익히 알려져 있듯 유전자 가위는 윤리적 문제를 함께 안고 있다. 유전자 가위를 이용해 정자나 난자, 혹은 수정란의 DNA를 교정하면 아기가 태어나기 전부터 그 아이의 신체적·정신적 특성을 결정지을 수 있다. 유전자 가위의 최대 특징은 성인에게도 적용할 수 있다는 점이다. 자신의 몸속 세포에 맞게 설계된 유전자 가위 전달체에 유전자 가위를 실어 주사로 주입하면 살아있는 몸속에서도 반응이 일어날 수 있다. 주사를 맞는 것만으로도 기억력이 좋아지거나, 근력을 높이거나, 살을 빼는 일이 가능해질 수 있다는 뜻이다.

동물 실험에선 이미 유전자 도핑에 성공한 사례가 있다. 2015년 7월 IBS 연구진이 중국 옌볜대학교 연구진과 공동으로 '마이오스타틴Myostatin'이라는 유전자를 교정해 일반 돼지보다 근육량이 많은 슈퍼돼지를 만들었다. 마이오스타틴 돌연변이는 실제 세계적인 보디빌더들에서 간혹 발견되는 돌연변이다. 물론 이런 일을 사람에게 행하면 인체 개조에 해당하므로 법적·윤리적 논란에 휘말릴 가능성이 크다. 선천성 장애 등이 있거나 극심한 질병을 치료하는 등의 경우에만 사용하도록 윤리적 규범을 만들 필요가 있다. 그렇지 않으면 경제적 여유가 있는 사람은 외모나 체력마저 원하는 대로 바꿀 수 있게 될 날이 올지 모른다.

언택트 넘어 '세이프 콘택트' 세상 온다

감염병을 막기 위해서는 다른 사람과 만나지 않는 일, 즉 언택트가 필수 조건이다. 현재의 언택트 기술은 불편한 점이 적지 않고, 어쩔 수 없이 사람과 사람이 만나는 일, 즉 콘택트 상황이 필요한 경우가 적지 않다. 상황에 따라 다르겠지만, 불편하지 않은 언택트 관련 기술, 즉 시행함으로 인해 모두가 더 편리해지는 콘택트 기술은 앞으로도 한층 더 주목받을 가능성이 크다.

예를 들어보자. 인터넷을 이용한 화상회의 기술, 원격근무 시스템 등은 과거에도 있었지만 실제로 그 기술을 이용하는 경우는 드물었다. 시스템에 대한 신뢰가

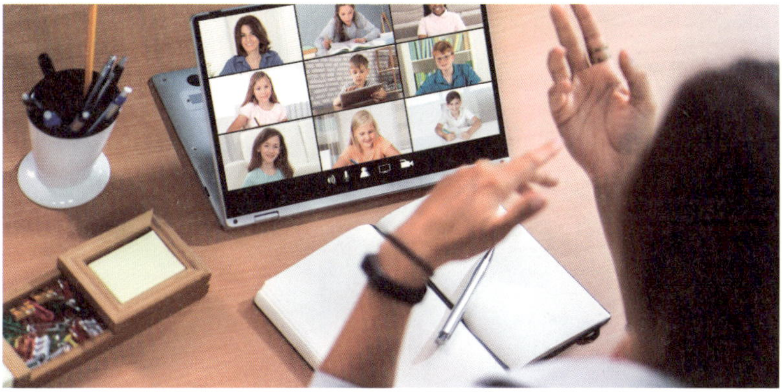

코로나19 이후 인터넷을 이용한 화상회의가 늘어나면서 모두가 편리해지는 콘택트 기술이 주목받고 있다.

낮았기 때문이기도 하지만, 회의에 참석한 사람끼리 '얼굴을 맞대고' 서로 친밀감을 쌓기도 어려웠기 때문이다. 그러나 코로나19 이후 어쩔 수 없이 이 시스템을 사용하면서 과거와는 다르게 '의외로 쓸 만하다'는 것을 체감하기 시작했다. 코로나19가 종식되면 '얼굴을 맞대고 진행하는' 국제회의는 당연히 지금보다 늘어나겠지만, 이 장점을 체감한 사람들은 여전히 직접 만나지 않고 편리하게 회의하는 '언택트' 방식을 선호하게 될 수도 있다. 당연히 '재택근무' 시스템도 지금보다 더 널리 이용될 것이다.

유사한 분야로 '원격의료' 발전도 기대되고 있다. 원격교육 시스템 역시 한층 늘어날 것으로 보이며 '온라인 마켓' 역시 더 발전할 것으로 여겨진다. 이런 사회를 만들기 위해서는 흔히 UC&C Unified Communications and Collaboration, 통합 커뮤니케이션 및 협업라고 하는 ICT정보통신기술 기술이 지금보다 한층 더 발전할 필요가 있다.

물론 모든 상황에서 언택트를 유지하는 것은 바람직하지 않으며, 현실적으로 가능하지도 않다. 흔히 코로나 이후의 미래 사회에서 언택트 문화와 기술이 강조될 것이라고 이야기하는 것은 일정 부분 사실이지만, 그 때문에 콘택트 문화가 극단적으로 축소될 거라는 판단은 수긍하기 어렵다. 언택트이기 때문에 더 편리한

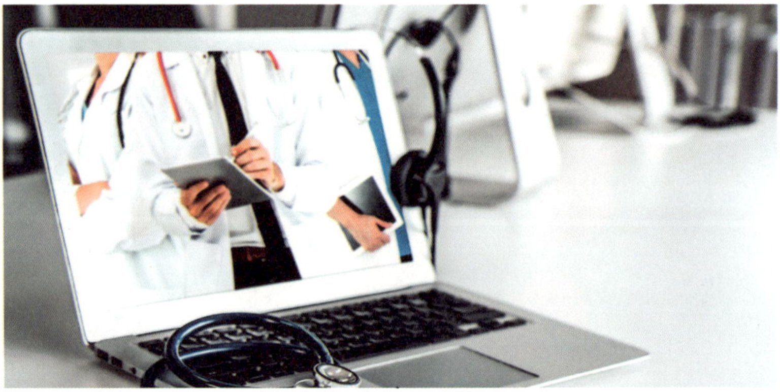

언택트 시대의 확산으로 '원격의료' 발전도 기대되고 있다.

점은 적극적으로 수용해 가야겠지만 '콘택트'이기 때문에 더 편리하고, 더 행복하며, 작업에 따라서는 더 안전한 경우를 애써 포기할 필요는 없기 때문이다. 즉, '감염 예방을 낮춘, 더 안전한 사회의 모습'을 만들어나가기 위해 사회는 크게 변화해갈 것이다. 개인적으로는 '더 안전한 콘택트 문화'를 지향하자는 의미에서 '세이프 콘택트 기술'이라고 부른다.

지금까지의 세이프 콘택트 기술은 매우 초보적이다. 마스크나 고글, 안경 등을 쓰는 것, 회의장 책상이나 식탁 등에 가림막을 설치하는 것, 택배를 문 앞에 두고 가는 것, 2m 거리 두기를 시행하는 것 등은 우리가 지금까지 숱하게 진행해왔던 일이다. 따라서 앞으로 다양한 신기술이 개발되면서 한층 더 안전한 사회가 되기를 기대해볼 필요가 있다. 비말 등을 빠르게 제거하는 공기순환 시스템, 얼굴을 알아볼 수 있으면서 숨이 차지 않는 고성능 마스크 등을 대표적인 사례로 꼽을 수 있다. 또한 각국에서 이미 채용하고 있는 전자여권에 '최신 감염증 예방 내용과 진료 정보'를 전자여권에 업데이트해 출입국 방역절차를 간소화하는 등 다양한 방법을 고려할 수 있을 것으로 보인다.

이런 많은 부분은 기술의 발전과 함께 우리의 삶의 방식, 즉 문화의 변화가 병행되어야 하는 경우도 적지 않아 사회적 합의가 필요하다. 편리하고 좋은 방식이지만 종교적·관습적 이유 등으로 꺼리는 사람도 있을 수 있다. 이럴 때 사회가 답을 찾아야 하는 것은 언제나 과학이다. '과학이 승리한다Science Will Win.' 이는 코로나19 백신을 세계 최초로 개발한 화이자사의 뉴욕 맨해튼 본사 건물에 쓰여 있는 문구다.

알기 쉬운 백신 이야기

초판 1쇄 인쇄 2022년 5월 2일
초판 1쇄 발행 2022년 5월 10일

지은이 전승민
감수 김연수
펴낸이 한균태
책임편집 최정미
디자인 양송희

펴낸곳 경희대학교 출판문화원
주소 서울시 동대문구 경희대로 26
전화 02-961-0106~8, 팩스 02-961-0291
설립 1960년 9월 16일 제5-8호
등록 1977년 11월 8일 제6-5호
홈페이지 www.khupress.com
전자우편 press@khu.ac.kr

ISBN 978-89-8222-721-9 (03400)